홍·문·화·박·사·의
내 몸을 치유하는
식생활 건강법

서울대 명예교수 **홍문화** 지음

머리말

　그 사람의 식생활을 보면 성격과, 건강과 수명을 알 수 있다. 사람은 먹지 않고는 생명을 유지할 수 없으며 식생활이 올바르면 건강하게 오래 살 수 있고 식생활이 올바르지 못하면 병이 생기고 오래 살지 못한다. 그래서 예부터 동·서양을 막론하고 의사들은 우선 식생활이 올바르지 못한 것을 고쳐 주고 그래도 병이 낫지 않을 때에 비로소 약을 써야 한다고 했다.

　그러므로 가족이나 개인의 건강을 생각하는 사람은 음식에 대한 지식을 지니고 있어야 한다. 그런데 생각할수록 신기한 사실은 모든 음식물이 과학의 기술로 합성된 것이 아니라 동·식물성이 모두 흙과 태양과 공기에 의해서 생산된 것이라는 사실이다.

　아무리 농업기술이 발달되었다 할지라도 결국 음식물은 모두 자연의 힘에 의해서 만들어진 것을 알 필요가 있다. 따라서 음식물이 자연식품이 아닌 것이 없다고 해도 지나친 말은 아니다. 그러나 사람의 재능이 발달되어 감에 따라서 자연생산물에 개량하는 기술이 발전되기 시작하더니 오염시킨 토양에서 제철도 아닌 때에 화학약품의 힘을 빌려서 농작물을 생산하고 있다.

그 다음은 생산된 농작물에 식품 첨가물이라는 물질을 넣어 가공식품을 만들어 내는 것을 식품공업의 자랑으로 생각하고 있다. "음식물을 먹는 것은 영양분이나 칼로리만 먹는 것이 아니라 그 속에 들어 있는 생명력을 먹는 것이다."라는 말이 있다. 오늘날의 식품은 영양소나 칼로리는 지나칠 정도로 풍부하나 동양학적으로 표현하면 생명력을 잃은 기氣가 빠진 음식물을 먹고 있다. 따라서 성인병이 생기지 않을 수 없는 것이다. 암·뇌졸중·심장병·간장병·당뇨병 등 이와 같은 성인병들이 올바르지 못한 식생활에서 생긴다는 것이 밝혀져서 성인병을 식생활병이라고 표현하고 있다. 바꿔 말해 성인병을 예방하고 치료하려면 식생활을 바로 잡아야 한다.

식생활이 올바르면 발병의 근원이 없어지고 생겼더라도 식생활을 바로잡으면 병을 고칠 수 있다. 음식물이 약이요, 식생활을 바로잡는 것이 바로 건강법이요, 병을 고치는 의료가 된다고 하여 '食藥一體'니 醫食

同源이라는 말이 있는 것이다. 하루도 빠짐없이 먹는 음식처럼 중요한 것은 없다. 그런데도 다른 의약품이나 건강법에 대한 지식은 많이 갖고 있으면서도 식품에 관한 지식은 놀라울 정도로 빈약하다.

의약품이나 병에 관한 지식이 많아지면 많아질수록 살아간다는 것에 대해서 겁이 나고, 자기의 건강에 대한 열등 의식이 생기기 마련이다. 이와 반대로 식품에 관한 지식이 많아지고 깊어질수록 건강에 대한 자신감과 생에 대한 의욕이 생긴다. 식생활에 관한 올바른 지식을 전하는 필자는 수없이 글로 쓰고, 방송하고, 강연을 하며 보람과 사명을 느끼고 있다. 이번에 발행되는 이 책은 서울 신문사의 〈TV 가이드〉에 연재된 것이 기본으로 되어 있으나 많은 부분을 보충 또는 삭제하였음을 밝혀 둔다. 또한 일일이 밝히지는 못하였으나 국내외의 여러 문헌에 힘입은 바 큰 것을 감사드린다.

홍문화

차례

머리말 · 3

1 건강으로 가는 지름길

성인병 시대 · 14
자연건강 식품이라는 단어 속의 함정 · 19
올바른 영양소 섭취의 중요성 · 21
건강식의 비결 · 23
우리 식생활의 문제점 · 26
표준체중과 칼로리 · 29
바르게 먹는 것이 보약이다 · 31

2 이렇게 먹으면 건강해진다

식보의 4원칙 · 34
하루에 세 번 물 마시기 · 36
과일도 과식하면 나쁘다 · 38
식욕이 없을 때는 이렇게 · 40
알칼리성 식품과 산성 식품 · 42
강정식품은 동·식물 고루 먹어야 · 44
곡기穀氣가 원기元氣를 앞서면 수명이 짧아진다 · 46
살이 찌는 식사법 · 48
육식과 채식 · 50

3 약이 되는 음식

■ 성인병을 예방하는 식품

고혈압 및 뇌졸중을 예방하는 보리 · 54

혈액 속의 콜레스테롤 낮춰 주는 종실류 · 56

신장염 · 고혈압에 좋은 서과당 西瓜糖 · 59

콜레스테롤의 양을 조절해 주는 완두콩 · 61

동맥 경화증을 예방하는 식물성 기름 · 63

성인병 예방에 좋은 고미 · 65

고혈압과 노화를 예방하는 양파 · 67

여성에게 좋은 토마토 · 69

혈압을 낮춰 주는 들깨와 깻잎 · 71

우리 음식 콩 · 73

당뇨와 비만을 예방하는 우엉 · 76

몸에 좋은 두릅 · 78

고혈압을 예방하는 계란 · 79

콜레스테롤의 양을 조절하는 고등어 · 81

성인병의 예방에는 꽁치 · 83

저혈압에 알맞은 식사법 · 86

저혈압에 좋은 인삼 · 88

당뇨병 예방에 좋은 옥수수 수염 · 90

가래를 삭혀 주고 고혈압에 좋은 해파리 · 92

■ 암을 예방하고 뇌 기능을 도와주는 식품

암을 예방하는 식품 · 94

암을 예방하는 표고버섯 · 96

위암과 성인병을 예방하는 감자 · 99

뇌세포를 활발하게 하는 호두 · 102

인스턴트식품보다는 사랑이 담긴 음식을 · 104

■ 감기를 예방하는 식품

감기 예방과 치료의 채식법 · 106

감기 예방엔 충분한 영양 섭취 · 108

기침 감기에 좋은 금귤 · 110

감기와 부인병에 좋은 생강 · 112

위장을 튼튼하게 하고 감기에도 좋은 쑥갓 · 115

감기에 좋은 식품 · 117

■ 여성 건강에 좋은 식품

부인병에 좋은 홍화 · 120

토코페롤이 들어 있는 배아미와 소맥배아유 · 122

임신부의 건강식 · 125

잉어가 무엇에 좋은가 · 127

빈혈을 예방하는 김 · 129

빈혈 예방과 치료에 좋은 시금치 · 132

■ 피부가 고와지는 식품

피부가 고와지는 음식 · 134

피부의 탄력을 유지시켜 주는 점액질 음식 · 138

거친 피부를 매끄럽게 해주는 율무 · 140

기미에 좋은 레몬 · 142

피부를 곱게 하는 동아冬瓜 · 144

노화방지에 좋은 콩기름 · 146

피부미용에 좋은 녹두 · 148

이뇨 · 숙취 · 미용에 좋은 오이 · 150

■ 기초체력을 튼튼하게 하는 식품

민간 요법의 강장식 과신은 금물 · 153

해조류는 장수식 · 155

겨울철엔 고기를 많이 먹어야 · 157

돼지고기가 좋은 이유 · 159

몸에 좋은 돼지 부유물 · 161

건강을 지키는 현미 · 164

건위健胃 돕는 사과 · 167

칼슘과 철이 풍부한 톳 · 169

식약일체의 으뜸 인삼 · 171

체력 증강 · 구충 · 기침에 좋은 호박 · 174

핵산이 낳은 정어리 · 177

단백질이 풍부한 참치 · 179

완전 식품 계란 · 181

영양분이 풍부한 시래깃국 · 184

몸을 보하는 영양탕 · 186

추위를 이기는 삼계탕 · 188

■ 소화를 돕고 위장을 튼튼하게 하는 식품

소화 불량의 원인 · 191

고기를 먹은 후엔 배를 · 192

소화를 돕는 고추양념 · 194

위장을 튼튼하게 해 주는 달래 · 196
소고기의 소화를 돕는 파인애플 · 198
오장을 이롭게 하는 상추 · 200
위장을 튼튼하게 하는 밤 · 202
소화 기능 신경쇠약에 좋은 연밥 · 205
위궤양에 좋은 양배추 · 207
소화 촉진제 부추 · 209

■ 질좋은 강정식품

동물성 강정식품 · 211
육식과 정령의 함수관계 · 213
정력제가 되는 마늘 · 215
부부 화합의 묘약 대추 · 217
남자의 정력제 더덕 · 219
활력보강제 마 · 221
정력제의 왕 음양곽 · 223
여러 가지 강정주強精酒 · 225
양정養精, 익기益氣에 좋은 미나리와 셀러리 · 227
회춘을 돕는 당근 · 230
여덟 가지 진미 중의 하나 곰 발바닥 · 233
정력에 좋은 뱀장어 · 235
아연이 들어 있는 굴 · 237
강정식의 허상 악식惡食 · 239

■ 입맛 돌게 하는 제철음식

신토불이身土不二 · 242

여름에는 향긋한 비름나물을 · 243

비타민 C의 보고寶庫 칼리플라워 · 245

입맛 돋우는 무화과 · 247

더위에 지친 체력을 회복해주는 포도 · 249

아욱국 · 251

■ 향긋함으로 입맛을 사로잡는 식품

칼륨이 풍부한 사과식초 · 253

음식의 맛과 향을 더해주는 후추 · 255

영양이 풍부한 마요네즈 · 259

고칼로리 식품 버터 · 261

발효조미료 간장 · 264

■ 건강 돕는 술과 차茶

건강 돕는 차 · 266

비타민 C가 많이 함유된 감잎차 · 269

술 잘 마시는 비결 · 271

신경통에 효과적인 머루술 · 274

식욕을 촉진하는 포도주 · 276

정력에 자신없는 사람들은 이 술을 · 278

보약이 되는 구기자 · 280

저혈압에 탁월한 효과를 보이는 두릅주 · 282

신경통에 좋은 모과술 · 284

고혈압과 뇌졸중에 좋은 유자술 · 286

1

건강으로 가는 지름길

성인병 시대

오늘을 건강하게 사는 지혜는
어떻게 하면 성인병을 치료하는가에 달려 있다고 할 수 있다.

옛날에는 병균에 감염되어서 생기는 병 때문에 건강을 위협받고 사람의 수명도 짧았으나, 오늘날은 에이즈ADIS만 제외하고는 감염병은 문제가 되지 않게 되었다. 그 대신 오늘날의 주 사망 원인은 거의 성인병들이다.

성인병이란 만성퇴행성 질환들인데 암·뇌졸중·심장병·간장병·당뇨병 등 다섯 가지가 중요한 것들이다.

이와 같은 병이 전에는 중년 이후에 생긴다고 하여 성인병이라고 하였으나 요즘은 어린이들에게도 당뇨병이 생기고 젊은이들에게도 동맥경화증과 고혈압이 생기기 때문에 성인병이라는 표현이 무색하게 되었다.

성인병이 모두 다 자신의 생활이 올바르지 못하여 스스로 만들어 내는 병이라는 것이 알려지게 되어 성인병을 인조병이라고도 한다. 올바르지 못한 생활은 식생활에서도 있을 수 있고 성격 탓인 것도 있지만, 또 한 가지 중요한 원인은 생활습관이다.

그렇다면 어떤 생활습관이 성인병의 원인이 되느냐가 궁금하게 된다. 또한 그와 같은 습관을 지니고 있는 사람은 왜 그런 습관이 나쁜가, 어떻게 하면 그와 같은 습관을 고쳐 나갈 수 있느냐가 문제가 된다.

고쳐야 할 좋지 못한 습관은 대체로 음식을 너무 많이 먹는 습관, 짠 음식을 좋아하는 식성, 동물성 식품, 그 중에서도 특히 동물성 지방분이 많은 것을 즐겨 먹는 습관, 술을 지나치게 마시는 습관, 흡연, 스트레스를 그때그때 풀지 못하는 생활, 운동 부족, 불규칙한 생활로 생체리듬이 깨지는 생활 등의 여덟 가지를 우선 들 수 있다.

그럼 여덟 가지의 좋지 못한 습관을 간단히 설명해 보기로 한다. 모든 성인병은 비만증에 의해서 생긴다고 해도 지나친 말은 아니다. 건강하게 오래 사는 노인들은 대체적으로 소식을 하는 사람들이다.

동물실험에서도 포식飽食을 시키면 수명이 짧아진다는 것이 결과로 나타나고 있다. 표준체중을 초과하지 않도록 체중관리를 하는 것이 무엇보다도 중요하다.

하지만 비만증이 있는 사람에게 식사조절을 하라고 권하면 대부분의 대답이 결코 많이 먹고 있지 않다는 주장이다. 칼로리 섭취량과 체중이 비례한다는 것은 말할 나위도 없다.

적게 먹어야 되겠다고 생각하면서도 실천이 잘 되지 않는 이유는 다음과 같다.

첫째, 조반을 건너뛰고 1일 2식을 하면 1일 3식보다도 도리어 칼로리 섭취량이 많아진다. 공복시간이 길면 신체의 지방질 합성능력이 높아지고, 오랜 시간 배고픈 것을 참았다가 식사를 하기 때문에 식욕이 좋아서 과식하게 된다.

둘째, 식사를 빨리 하는 사람은 과식하게 된다. 식사를 하면 점차 혈당치가 증가되어 저절로 포만감이 생겨서 식사를 끝내게 되는데 식사를 빨리 하면 혈당치가 높아지기 전에 많이 먹게 된다.

셋째, 저녁 식사에 중점을 두어 푸짐하게 먹는 습관. 밤에 자는 동안에는 에너지 소비가 적기 때문에 먹은 칼로리가 그대로 축적되게 된다.

넷째, 당질·동물성 지방질을 즐겨 먹는 사람. 이 두 가지는 우리 몸의 지방질이 되는 것이다. 설탕, 과자류, 과일 등의 당분이 흡수되면 저절로 지방질로 변한다.

다섯째, 섬유질 섭취량이 적으면 당질·지방질·콜레스테롤 등이 장에서 흡수되기 쉬워진다.

여섯째, 생활활동 강도가 낮은 사람은 그만큼 섭취 칼로리가 적어야 한다. 생활활동 강도는 하루 작업시간의 길이에 따라서 조절해야 한다.

그 밖에 소금 섭취량이 지나치지 말아야 한다. 음식물을 가공, 조리하는 데 소금이 필요한 것은 말한 나위도 없지만, 그렇다고 섭취량이 지나치면 성인병의 원인이 된다. 소금 섭취량이 지나치게 많으면 혈액의 삼투압을 높여 주어 혈액량이 증가되며, 혈액 중의 나트륨 농도도 높아져서 혈관벽이 두꺼워짐으로써 혈관이 좁아진다. 또한 체내의 혈압상승 호르몬의 분비를 촉진시켜 점차 고혈압을 일으킨다.

이와 아울러 음식을 짜게 먹는 것이 위암 발생률을 증가시킨다는 사실이다. 소금이 인체 생리에 절대적으로 필요한 것은 사실이지만, 성인의 경우 1일 필요량이 1g 미만으로 극히 적다.

그러나 실제 식생활에서 그렇게 적게 하는 것은 매우 어려워 유럽이나 미국에서는 1일 5g, 우리나라는 1일 10g 이하를 목표로 삼고 있다.

우리나라가 서구보다 소금 섭취량이 많은 이유는 젓갈, 장아찌 등의 염장식품이 많고, 국물이 많은 음식을 먹기 때문이다.

『동의보감』에도 "오미 중 유염불가결 연소복불복위호 五味中 惟鹽不可缺 然少服不服爲好 : 다섯 가지 맛 중에서 소금은 없어서는 안 되지만 되도록 적게, 또는 일부러 섭취하지 않아도 좋다.", "서북인 소식다수이소병, 동남인 호식소수이다병 西北人 少食多壽而少病, 東南人 好食少壽而多病 : 서북 지방 사람들은 염분을 적게 섭취함으로써 장수하고 병이 적고, 동남 지방 사람들은 짠 것을 즐기기 때문에 수명이 짧고 병이 많다." 고 쓰여 있는 것을 볼 수 있다.

또한 동물성 지방질을 많이 섭취하면 혈중 콜레스테롤이 증가되어 동맥 경화증이 되고 모든 성인병의 원인이 된다. 따라서 동물성 식품과 식물성 식품의 균형이 잡히도록 하되, 동물성 식품도 육류보다는 생선이 더 좋다.

다음은 술인데, 지나치지 않은 음주가 스트레스 해소, 식욕 증진, 콜레스테롤 등에 효과가 있다고 되어 있어 애주가들을 기쁘게 하고 있으나, 지나치지 않게 술을 마신다는 것이 쉽지는 않다.

잘 마시면 '백약지장百藥之長'이요, 과음하면 '백독지장百毒之長'이 되는 것이 술이다. 과음은 만병의 근원이며 모든 성인병의 원인이 된다고 해도 지나친 말은 아니다.

술은 비만증, 치매증 등의 원인도 된다. 술과 아울러 또 하나의 기호품이 담배인데 담배는 백해무익하며 끊을 수만 있다면 끊는 것이 가장 좋다. 성격이 너무 옹졸하거나 또는 반대로 내성적이어서 스트레스를 그때그때 풀지 못하고 쌓아 두면 자율신경실조증이 되고 고혈압·동맥경화증, 암 등의 원인이 된다.

소동파蘇東坡가 시구에 "안심시약 갱무방安心是藥 更無方 : 마음 편한 것이 약이며 그 밖에 더 좋은 약방문은 없다."라고 한 것은 달관한 명언이다.

요즘 현대인의 생활은 자칫 운동 부족이 되기 쉽고, 불규칙한 생활로 생활리듬을 깨뜨리는 경우가 많다.

『소문素問』이라는 책에 무병장수의 비결을 "기거유상 식음유절 불망작노起居宥常 食飮有節 不妄作勞"라고 쓰여 있는데 천고의 진리이다.

Point
건강을 위한 명언 01

건강한 몸을 가진 자가 아니고서는 조국에 충실한 자가 되기 어렵고, 좋은 아버지, 좋은 아들, 좋은 이웃이 되기 어렵다.　　　　　－페스탈로치

자연건강식품이라는 단어 속의 함정

벌레먹은 과일이니까 농약이 없다?

흔히 사용하고 있는 단어도 그 뜻이 무엇이냐고 물어 오면 대답이 곤란할 때가 있다. 요즘 자연식, 건강식 또는 두 단어를 합쳐서 자연건강식이라는 말을 많이 한다.

자연이란 무엇을 뜻하는 것이며, 건강이란 어떤 상태를 말하는 것이냐고 묻는다면 새삼스럽게 설명할 필요도 없는 쉬운 질문인 것 같으면서도 한마디로는 설명하기 어려운, 알쏭달쏭한 질문이다.

아직 어느 나라에서도 법이나 규정으로 자연식이나 건강식을 정의 했다는 말을 듣지 못했으며, 세계보건기구WHO나 식량농업기구FAO에서도 자연식 또는 건강식에 대한 정의를 검토하고 있을 뿐이다.

이와 같은 상황이기 때문에 별 희한한 자연식과 건강법이 범람하고 있는 것이다. 우선 자연식품부터 따져 보자. 자연이란 미국에서 1960년부터 불기 시작한 '자연으로 돌아가자' 라는 슬로건 아래 자유분방한 생활을 하던 히피족들이 많이 사용한 단어지만, 식품에서는 전혀 오염되지 않은 토양에서 농약이나 화학비료를 전혀 사용하지 않고 길러낸

식료품을 말한다.

그런데 일부에서는 이 자연이라는 개념을 마치 근원적인 '자연으로의 회귀'로 해석해 오늘날의 모든 산업 문명과 과학기술을 부정하고 원시적인 생활로 돌아가 야생적인 식품재료를 가공도 하지 않고 생식하는 것을 자연식이라고 하는 별난 사람들도 있다.

그렇게까지 극단적이진 않지만 이와 비슷한 생각은 우리 주변에서도 쉽게 찾아볼 수 있다. 그 예로 잔류 농약이 무섭다고 일부러 벌레먹은 채소를 골라 구하는 사람이 있다. 벌레가 먹은 것이니까 농약이 없을 것 아니겠느냐는 논리이다.

또 건강보조식품이라고 하여 과학적으로 증명되지는 않았지만 예부터 몸에 좋다고 전해지는 식품들이 있다. 몸에 좋다는 뜻은 주로 강정强精이니 보약이니 하여 정력을 증진시킨다는 것을 말하는 경우가 많다. 그러나 그런 것들이 뚜렷한 근거도 없이 불법으로 유통됨으로써 올바른 국민 건강을 해치는 경우도 적지 않다.

아무리 자연이라는 말이 매력적일지라도 현대의 과학 문명과 식품공업을 일절 버리고 원시로 되돌아가지는 말자. 다시 말해 자연식이란 무엇을 먹느냐도 중요하지만, 어떻게 먹느냐가 더 중요하다.

Point
건강을 위한 명언 02
건강은 제일의 재산이다. －에머슨

올바른 영양소 섭취의 중요성
영양의 과잉섭취가 동맥 경화증·당뇨병·심장병의 원인이 된다

오늘날 건강에 관심이 있는 사람치고 영양소를 말하지 않는 사람이 없다. 어떤 식품이 영양식품인가, 어떤 영양식품이 정력제가 되는가 등을 알고 싶어한다.

영양이란 어떤 물질을 먹어서 그 물질에 의해 생명이 유지되고 성장 발육하며 건전하게 건강한 활동을 할 수 있음을 말하며, 영식양생營食養生의 줄임말이다.

지금까지 영양학이 발전되어 온 역사를 더듬어 보면 4단계로 나눌 수 있다.

제1기 : 18세기 후반까지인데, 강한 동물을 잡아먹으면 힘이 난다고 생각하던 시기이다. 호랑이·곰·멧돼지·독사 등이 여기에 속한다.

제2기 : 19세기까지이며 이때의 영양학을 '마크로Macro 영양학' 이라고도 하는데, 단백질·당질·지방의 3대 영양소와 칼로리만 충분히 섭취하면 건강할 수 있다고 생각했다.

제3기 : 1940년대까지로 마이크로Macro 영양학의 시기이며, 비타민·미네랄·아미노산 등 미량인 영양소의 역할이 밝혀지게 되었다.

제4기 : 오늘에 이르기까지의 단계이며 영양의 과잉섭취가 동맥 경화증·당뇨병·심장병의 원인이 되며 영양의 과잉섭취를 조절해야 하는 영양학의 단계이다.

　이와 같은 발전 단계를 밟아서 영양에 대한 생각이 달라져 가고 있는데 아직도 제1, 2기의 생각을 지니고 있는 사람이 많다.
　즉, 녹용이니 웅담이니 하는 따위의 보약에 엄청난 돈을 낭비하며 올바른 일상의 식생활 개선을 희생시키는 사람이 있는가 하면 무턱대고 영양분을 많이 섭취하면 할수록 몸이 튼튼하게 될 것이라고 믿는 사람들도 적지 않다.

Point
건강을 위한 명언 03
 건강을 유지하는 것은 자신에 대한 의무이며, 또한 사회에 대한 의무이다.

건강식의 비결

값싸고 평범한 식품을 이것저것 골고루 먹자

올바른 식생활의 지침은 크게 6개 항목으로 나누어진다.

첫째, 다양한 식품으로 영양의 균형을 취해야 한다는 것이다. 전에는 칼로리니 비타민이니 따졌지만 요즘 영양학에서는 여러 가지 식품으로 균형 있는 식단을 만들어 먹으면 된다라고 생각한다.

어떤 식품 치고 몸에 필요한 성분이 들어 있지 않은 것이 없으므로, 값싸고 평범한 식품을 이것저것 먹으면 필요한 영양소가 골고루 보충되고, 또 몸에 좋지 않은 성분이 있더라도 서로 중화시킨다.

편식이 모든 병의 원인이 되므로 이것저것 가리지 않고 여러 가지를 먹어야만 건강할 수 있다. 먼저 균형 있는 식단을 짜려면 매일 식탁에 오르는 식품 원료의 종류가 적어도 30종은 되어야 한다. 30종류를 반찬의 수라고 생각한다면 놀랄 일이지만, 반찬을 만드는 데 들어가는 재료를 전부 포함하면 그리 놀랄 일이 아니다. 30가지를 다음의 6개 그룹의 식품에서 고르면 다음과 같다.

- ❶ 제1군 : 질이 좋은 단백질로 되어 있는 식품이며, 생선·육류·계란·콩 등이다.
- ❷ 제2군 : 칼슘이 풍부한 식품으로 우유 및 유제품, 미역이나 뼈째로 먹을 수 있는 생선 등이다.
- ❸ 제3군 : 비타민 A가 되는 카로틴이 많이 들어 있는 식품으로 녹황색 채소인 시금치·당근·호박·피망·풋고추 등이다.
- ❹ 제4군 : 비타민 C와 미네랄이 많은 식품으로 모든 채소와 과일이 여기에 속한다.
- ❺ 제5군 : 당질성 에너지를 공급하는 식품으로 쌀·빵·면류·감자 등이 있다.
- ❻ 제6군 : 지방성 에너지를 공급하는 식품이며 기름류가 여기에 속한다.

둘째, 주식主食 · 주채主菜 · 부채副菜를 골고루 먹어야 한다.

- ❶ 주식 : 쌀·빵·면류 등의 곡류 제품
- ❷ 주채 : 생선·육류·계란·콩 제품 등으로 만든 반찬
- ❸ 부채 : 주채에 곁들여 먹는 야채로 만든 반찬

셋째, 활동에 알맞은 칼로리를 섭취해야 하는데, 과식해서 비만증이 되는 일이 없도록 한다.

또한 활동을 줄여서 식사를 적게 하려고 하지 말고 적극적으로 활동하여 식사량을 늘리도록 한다.

넷째, 지방량과 질을 생각해서 섭취해야 한다. 지나친 지방 섭취는 고지혈증이나 심장병 등의 원인이 되므로 동물성 지방보다 식물성 지방을 섭취하도록 한다.

다섯째, 소금을 하루 10g 이하로 적게 먹어야 한다.

여섯째, 가족과 함께 식사하도록 한다.
식사시간을 가족들이 다 함께 모여 즐기는 시간이 되도록 하며, 가공식품보다는 손수 만든 음식으로 즐거운 식사를 하도록 해야 한다.

건강한 사람은 자기의 건강을 모른다. 병자만이 자신의 건강을 알고 있다.

우리 식생활의 문제점

우리나라에서 가장 많이 팔리는 약이 소화제이며
병원을 찾는 환자의 60%가 위장병 환자라는 사실은 이젠 놀랄 일도 아니다.

우리의 식생활에서 시급히 고쳐야 할 문제점은 다음과 같다.

첫째, 흰쌀밥 중심의 주식을 고쳐야 한다. 원래 쌀도 씨앗의 일종이기 때문에 건강식품인데 쌀을 정백하여 눈을 깎아 버리고 흰쌀을 만들어 먹는 데서 병이 생기기 시작했다.

흰쌀도 영양분이 들어 있긴 하나 생명이 들어 있지 않기 때문에 그것만 먹게 되면 결국은 식원병食原病이 된다. 쌀밥을 줄이고 그 대신 밀·보리·감자·옥수수 등으로 만든 음식을 먹도록 하여 현재의 쌀 소비량을 2/3 정도로 줄여야 한다.

둘째, 밑반찬이 위암의 원인이 된다. 우리나라와 일본이 세계에서 위암 발생률이 제일 높은데 그 원인으로 밑반찬이 제기되고 있다. 중국 음식이나 서양 음식에 맨입으로 먹을 수 없는 밑반찬이 있는가를 생각해 볼 필요가 있다.

노르웨이는 세계 최장수국의 하나로, 원래 해산물을 많이 잡는 수산국이다. 생선을 소금에 절여 염장어로 많이 만들어 먹을 때는 위암에 의한 사망률이 높아서 평균수명이 짧아졌는데 전기냉동업이 발달되면서 염장어의 소비량이 줄어듦에 따라 평균수명이 높아지기 시작한 것이다.

셋째, 소금 섭취량이 너무 많다. 소금 섭취량이 적을수록 고혈압과 동맥 경화증 예방에 좋다는 것은 이젠 누구나 다 아는 상식이다. 그런데 소금의 하루 섭취량이 우리는 30g이고, 일본은 20g이다. 왜 우리나라의 소금 섭취량은 그렇게 많은가? 우리의 입맛이 짠 음식을 좋아하기 때문이라기보다도 국물이 많은 탕류 음식이 많고, 김치·깍두기 등의 반찬을 너무 많이 먹기 때문이다.

넷째, 식사 때에 먹는 국물류의 액체 섭취량이 너무 많다. 따라서 소화액이 희석되어 소화 불량이 생기고, 섭취하는 음식의 양이 많아지므로 위가 확장되며, 액체와 음식을 삼키면 씹는 횟수가 부족하게 된다.

우리나라에서 가장 많이 팔리는 약이 소화제이며 병원을 찾는 환자의 60%가 위장병 환자라는 사실을 생각해볼 필요가 있다.

다섯째, 동물성 단백질 섭취량이 아직도 적다. 육식 편중이 나쁘기 때문에 요즘 미국에서는 식물성 단백질인 두부를 비롯하여 콩으로 만든 음식을 먹는다고 야단인데, 우리는 아직도 동물성 단백질 섭취량이 평균적으로 모자란다.

사람들 중에는 콜레스테롤을 무서워하여 계란을 기피하는데 그럴 이유가 하나도 없다. 콜레스테롤은 인체에 절대적으로 필요하며 성호르몬·세포막·담즙 등의 생성을 위해서 없어서는 안 되는 영양소이다. 다만 필요 이상으로 많아서는 안 된다는 것뿐이다.

고지혈증이 되면 동맥 경화증, 고혈압 등이 생기기 때문이다. 동물성 단백질원으로는 소고기·돼지고기·닭고기·계란·우유·생선, 등 크게 여섯 가지를 들 수 있다.

그런데 우리나라는 유독 소고기를 선호하기 때문에 동물성 단백질 섭취량이 늘지 못하고 있다.

소고기 한 근 값이면 계란을 많이 살 수 있다는 계산을 왜 못 할까. 우리가 무엇보다도 먼저 섭취해야 할 동물성 식품으로는 생선되도록이면 잔생선류, 우유·계란·동물 내장 등의 순서이며 소고기는 수입할 필요가 없게 되었으면 하는 것이 필자의 소망이다.

Point

건강을 위한 명언 05

건강을 유지한다는 것은 자기에 대한 의무인 동시에, 또한 사회에 대한 의무이기도 하다.

표준체중과 칼로리

오늘을 건강하게 사는 지혜는
어떻게 하면 성인병을 치료하는가에 달려 있다고 할 수 있다.

무엇이든지 적당해야지 모자라도 안 되고 지나쳐도 나쁘다. 체중도 마찬가지이다. 벌써 옛 이야기가 되었지만 우리나라 남자들은 뚱뚱해지는 것을 동경의 대상으로 삼았다. 남자들은 배가 웬만큼 나오면 돈 많은 사람같이 보인다고 부러워했고 젊은 여자들도 토실토실한 것을 복스럽다고 생각했었다. 그래서 부신피질호르몬을 사용하여 그 부작용으로 몸에 수분이 축적되어 체중이 느는 것을 살이 쪘다고 좋아하던 때도 있었으니 어이가 없다.

다행히 요즘은 남녀 할 것 없이 뚱뚱해지는 것을 경계하게 되었으며 비만증은 당뇨병·고혈압·심장병 등 성인병의 원인이 되고, 간경변증·담석증·만성 신장염·충수염(맹장염) 등이 생겼을 때 비만인 사람이 그렇지 않은 사람보다 사망률이 높다.

요즘 어린아이들 사이에 비만아가 부쩍 늘어 걱정이다. 체중을 조절하는 데는 식이 요법이 가장 이상적이며 약을 써서 체중을 줄이는 것은 매우 위험하다.

어느 정도가 표준체중이냐에 대해서는 여러 가지 기준이 있지만 신장을 cm로 나타낸 것에서 100을 빼고 거기에 0.9를 곱해 준 값이 대체로 적당하다.

가령 165cm의 남성인 경우 165-100=65, 65×0.9=58.5kg. 여성의 경우에는 이 숫자에서 4kg을 더 뺀 54.5kg 정도가 적당하다. 표준체중에서 20% 이상 많으면 비만증이라고 보아야 된다. 165cm의 남성일 경우 58.5×0.2=70.2, 즉 70kg이 넘으면 비만증인 것이다.

반대로 표준체중보다도 너무 모자라는 것도 탈인데 요즘 젊은 여성들이 무턱대고 체중이 적은 것을 좋아하는 것은 생각해볼 문제이다.

뚱뚱한 사람은 대체로 피하지방이 많이 축적되어 있기 때문에 피하지방의 두께를 측정하여 비만도를 판단하는 방법이 사용되는데 피부를 손으로 잡아서 두께를 알아보는 스킨폴드법 skin fold 이 그것이다.

팔의 상박 어깨와 팔꿈치의 중간 중 알통이 생기는 부분의 뒤쪽을 아프지 않을 정도로 꼭 잡아서 그 두께를 측정하면 된다.

소모하는 에너지와 섭취하는 칼로리 사이에 균형이 잡히지 않으면 체중에 이상이 생긴다. 스킨폴드의 표준치는 다음과 같다.

- 20세 전후 : 남 16mm, 여 28mm
- 25세 전후 : 남 20mm, 여 29mm
- 30세 전후 : 남 23mm, 여 30mm

바르게 먹는 것이 보약이다

곡식·육류·과일·채소 등은 바른 성질을 지니고 있는 물질이며
약으로 사용되는 풀이나 나무, 벌레, 물고기 등은 성질이 편파적이다.

요즘 건강에 대한 관심이 높아져서 자신의 건강은 자기가 지켜야 겠다는 인식이 높아져 가고 있는 것은 매우 바람직한 일이라고 생각한다. 그러나 좋다는 것도 많고 나쁘다는 것도 많아서 무엇을 택하고 피해야 할지 갈피를 잡기 힘든 것 또한 사실이다.

이런 때일수록 올바르고 근거 있는 건강법을 정확히 알고 실천하는 일이 무엇보다 중요하다. 무턱대고 남이 좋다니까 과학적 근거도 없는 이상야릇한 것을 찾아 먹어서는 안 된다.

요즘 자연식이니 약식藥食 건강법이니 의식동원醫食同源이니 식약일체食藥一體니 하는 말이 많이 유행되고 있는데 건강을 증진시키는 데 있어서 약보다도 매일 먹는 음식이 더 큰 영향을 미친다는 사실은 더 이상 말할 필요도 없다. 식자명食者命이라는 말이 있듯이 생명의 근원은 먹는 데 있다.

옛말에 "穀肉菓菜者 正性也, 草木惡魚者 偏性也 養性以 正性者, 治病以 偏性者."라고 하여 곡식·육류·과일·채소 등은 모두 바른

성질을 지니고 있는 물질이며 약으로 사용되는 풀이나 나무 · 벌레 · 물고기 등은 성질이 편파적이다.

바른 성질을 지닌 음식은 건강을 증진시키고 성질이 편파적인 것은 병을 고치는 작용을 한다고 했다. 바꾸어 말하면 약은 모두 다 독이란 뜻도 된다. 건강을 유지하고 증진시키는 데 기적이란 없다. 하고 싶은 것 다하면서 건강을 유지하는 방법은 도저히 있을 수 없다. 주색을 삼가고 과로하지 않으며 긍정적으로 생활하는 기반 위에서만 보약이 효과를 나타내는 것이다. 생각해 보라. 불로초를 찾던 진 시황이 불과 49세에 세상을 떠났고 조선조 500년 동안 27명의 임금 중에서 60세 이상 사신 분이 불과 5명밖에 없었다.

옛 속담에 "임금님 약 없어 돌아가셨나."라는 것도 있다. 생명의 원동력인 음식을 바르게 취함으로써 건강과 장수를 누리자는 것이 식보食補이다. 식보는 오래 계속하는 가운데 부지불식간에 효과가 나타나는 것이지, 지금 당장에 무슨 피를 마셨더니 그날 저녁 불쑥 효과가 나타났다 하는 식은 아니다. 건강을 지켜 나가기만 하면 틀림없이 성인병을 예방할 수 있고, 성인병일지라도 치료가 되게 할 수 있는 그런 식보의 지식을 힘 자라는 데까지 엮어 보자는 것이 필자의 생각이다.

건강한 위는 최량의 조미료.   - 영국 속담

2
이렇게 먹으면 건강해진다

식보의 4원칙

편식을 피하고, 과식을 삼가며, 제철에 나는 음식을 되도록 신선한 상태에서 섭취하며 식보의 효과가 단시간에 나타나지 않는다는 점을 새겨 두어야 한다.

『채근담』은 말할 나위도 없이 인생을 살아가는 데 있어서 지침이 될 훌륭한 말을 모아서 엮은 교훈서이다. 그 가운데 입에 맞나는 음식은 모두 장을 녹이고 뼈를 상하게 하는 독약이 되니 언제나 모자랄 정도로 적게 먹어야 탈이 없는 법이니라, 라는 글귀가 나온다.

다소 표현이 지나친 감도 있지만 음식물은 되도록이면 복잡하게 가공을 하지 않고 간단하게 조리한, 소박한 자연식이 좋다는 뜻과 일치된다. 식보에서 주의해야 할 몇 가지 원칙을 설명하면,

첫째, 절대로 편식해서는 안 된다는 것이다. 가령 회사 근처 식당에서 점심을 사 먹는데 1년 내내 설렁탕만 먹는다든가, 몸에 좋다고 해서 보신탕만 계속 먹어서는 안 된다. 한 음식만 계속 먹으면 물려서 딴 것이 먹고 싶어지는 것이 섭리인데 욕심이 앞서서 좋다는 것만을 계속 먹는 데 문제가 있다. 어떤 때는 유부국수도 먹고 고기덮밥도 먹으며 때로는 우거지국이나 산채 나물밥도 먹는 것이 건강유지에 좋다.

둘째, 중년이 되면 건강 비결의 으뜸이 식음유절食飮有節: 먹고 마시는 데 절도가 있어야 한다이다. 편식하지 않고 이것저것 먹는 것이 필요하나 한꺼

번에 너무 여러 가지를 먹으면 소화흡수에 지장이 있다. 잔칫집이나 뷔페식으로 하는 식사에서는 식탐을 내어 여러 가지를 한꺼번에 먹게 된다. 가령, 육류만 하더라도 소고기, 돼지고기·닭고기·생선류·치즈·소시지·햄·계란 등이 있는데 이것들을 한꺼번에 먹으면 소화를 맡고 있는 위장이 어리둥절하여 놀랄 수밖에 없다. 태산 같은 음식 앞에서라도 자기의 양에 따라 알맞게 식사를 해야 한다.

셋째, 시식時食이다. 계절에 따라 나오는 자연식품의 종류가 다른데, 제철에 나는 것을 먹는 것을 시식이라 하며 가장 영양분이 좋다. 요즘 식품가공기술과 하우스 재배가 발달되어 계절에 관계없이 모든 자연식품을 먹을 수 있지만 그래도 제때에 생산되는 식품을 되도록 조리를 간단히 하여 신선한 상태로 먹어야 한다.

우리가 식품을 통해서 섭취하는 것은 칼로리가 아니라 식품이 지니고 있는 생명력이라는 사실을 인식할 필요가 있다. 마지막으로 알아 두어야 할 것은 식보가 약처럼 하루 이틀에 효과가 나타나는 것이 아니라 한 달, 두 달, 반년, 1년 이렇게 계속해야만 효과를 나타낸다는 점이다. 고혈압이니 당뇨병이니 암이니 하는 성인병이 유전되는 것으로 생각되어 왔으나, 그와 같은 경우의 대부분이 그 집안에서 먹는 식사 습관 때문이라는 것이 알려지고 있다.

음식의 종류, 음식 만드는 솜씨, 양념과 간 맞추기 등은 집집마다 전통이 있게 마련이다 가정의 식단을 고정시키지 말고 이것저것 다양하게 식단을 변화시키는 것이 건강의 비결이다. 그러기 위해서는 주부들이 연구하고 공부하여 새로운 음식을 개발하는 데 힘써야 하겠다.

하루에 세 번 물 마시기

아침에 일어나서 조반 전에 큰 유리컵으로 한 잔, 오후 3시에 한 잔, 밤에 자기 전에 한 잔을 마시며, 한 잔의 물을 마시는 데 천천히 약 3분 간에 걸쳐서 마시는 것이 좋다.

물도 어엿한 영양소인데 대부분의 영양학 책에는 당질·무기질·비타민 등의 순서로 쓰여 있어 자칫 무시하기 쉽다. 인체의 약 3/2가 물로 되어 있으며 그 수분의 12~20%가 손실되면 생명이 위태로워진다.

아무리 단식을 해도 물만 계속 마시면 최고 6주까지는 연명할 수 있지만 물을 마시지 못하면 며칠 못 가서 죽는다. 물은 영양분의 용해와 흡수 및 운반을 하며, 체내의 노폐물을 배설시키고, 소화를 촉진시키며, 체온의 조절 작용을 한다.

옛 사람들도 이런 이치를 잘 알고 있어 물을 약 중에서도 제일 위에 놓고 있다. 『동의보감』에서 물을 우물물·샘물·강물·눈 녹인 물·빗물 등 무려 33종으로 분류하여 일일이 성질을 따지고 있는 것을 보면 옛 사람들이 얼마나 물을 소중히 하였는가를 알 수 있다.

하루에 필요한 수분의 양은 사람의 체중·기온·운동량 등에 따라 다르지만 약 3, 4l 가 필요하다.

물론 이와 같은 양을 전부 물로 마시는 것이 아니라 음식물 및 음식물이 체내에서 산화될 때 생긴 물로 충당되고 나머지는 맹물로 공급하면 된다.

일본에서는 '1일 3회 3분간 음수건강법'이라는 것이 인기를 끌고 있다. 하루에 세 번, 즉 아침에 일어나서 조반 전에 큰 유리컵으로 한 잔, 오후 3시에 한 잔, 밤에 자기 전에 한 잔을 마시는데 이때 약 3분간에 걸쳐서 천천히 마셔야 한다.

이 건강법은 피부가 고와지는 미용 효과가 있으며, 뱃속이 편해지고 변비가 없어지며 몸 속의 노폐물이 배출되기 때문에 신경통 등이 없어지며 체중이 조절되어 비만증이나 동맥 경화증이 없어져서 성인병 예방에 효과를 나타낸다.

식사 때에 국물이나 숭늉 등 수분을 많이 섭취하면 소화에 지장이 있으므로 식사는 되도록 고체 음식을 먹고 평상시에 물을 많이 마시는 것이 좋겠다.

과일도 과식하면 나쁘다
영양의 과잉섭취가 동맥 경화증, 당뇨병, 심장병의 원인이 된다.

얼른 생각하기에 과일은 비타민·미네랄·당분 등이 풍부하게 들어 있는 자연식품이기에 먹을수록 몸에 좋을 것 같고 더욱이 피부미용에 좋으며 혈액을 알칼리성으로 만들어 주기 때문에 건강식품이다.

이렇게 생각하는 것이 상식으로 되어 있다. 그러나 어린이들이 먹고 싶은 대로 과일을 너무 많이 먹으면 배탈나는 것은 말할 나위도 없고 식욕이 감퇴되기까지 한다. 과일에 들어 있는 당분 때문에 많이 먹으면 당분이 중성지방으로 전환되어 결국 비만의 원인도 된다.

과일의 칼로리를 살펴보면 바나나 1개에 80kcal, 귤 3개도 80kcal, 사과 큰 것 1개는 무려 140~150kcal나 된다. 들어 있는 당분 중에도 과당이 많아서 중성지방으로 전환되기 쉽다. 과당은 당뇨병에 괜찮다고 하지만, 과당이 혈당치를 올리지 않기 때문에 당뇨병 환자에게 수액을 할 때에는 포도당 대신 과당을 사용한다는 뜻이지 과당도 지나치게 섭취하면 당뇨병을 악화시킨다. 과일 당분 함량은 위의 표와 같다. 더군다나 건포도나 곶감같이 과일을 말리면 당분의 함량이 놀랍게 많아

| 과일의 성분표 |

과일(100g당) \ 당분	과 당	포도당	자 당
무화과	8.0	8.0	1.0
포도	6.9	8.0	0
사과	6.3	2.8	2.5
감	5.4	6.2	0.8
배	5.1	2.3	0.6
수박	3.4	0.6	3.1
파인애플	3.0	3.0	7.0
바나나	2.0	6.0	10.0
딸기	1.6	1.4	0.1
복숭아	0.9	0.8	5.1
귤	1.5	1.8	6.0

진다. 생과일에는 수분이 그만큼 많기 때문이다. 포도는 생것의 당분 함량이 14.9%이던 것이 건포도가 되면 83.4%로 되며, 연시는 12.4%인데 곶감에는 당분이 68.9%가 들어 있다. 비타민 C는 딸기·귤·감 등을 제외하고는 생각하는 것처럼 그렇게 많은 것이 아니다.

그러므로 체중을 조절하고 피부미용을 좋게 한다고 과일 중심의 식사를 하거나, 채소 대신 과일을 먹으면 되지 않느냐는 생각은 옳지 않다. 하루종일 과일주스만 마시고 있기 때문에 체중은 문제없다는 생각도 틀리다. 요컨대 과일·육식·빵도 좋지만 모든 음식을 편식하지 말고 골고루 균형 잡힌 식사를 하는 것이 건강의 비결이라 하겠다. 몸에 좋다고 무턱대고 과일만 먹어도 안 된다는 것을 명심해 둘 필요가 있다.

식욕이 없을 때는 이렇게

오늘을 건강하게 사는 지혜는
어떻게 하면 성인병을 치료하는가에 달려 있다고 할 수 있다.

아무리 식보가 되는 좋은 영양식품이 있더라도 식욕이 없어 먹지 못하면 소용이 없다.

몸에 병이 있어 식욕이 없을 경우에는 병자체를 치료하면 나아지지만, 만성병인 경우에는 식욕을 증진시키는 것이 병을 치료하는 기초가 된다.

식욕이 떨어지는 원인을 살펴보면 다음과 같다.

❶ **단백질 결핍** : 육류 · 생선 · 콩 · 땅콩 등을 충분히 섭취해야 한다.
❷ **비타민 A 결핍** : 생선 · 계란 노른자위 · 간 · 버터 · 녹황색 채소를 충분히 섭취해야 한다.
❸ **비타민 B₁ 결핍** : 효모 · 현미 · 보리 · 돼지고기 · 콩 · 감자 등에 많이 들어 있다.
❹ **비타민 C 결핍** : 귤 · 토마토 · 감자 · 양배추 등에 많이 들어 있다
❺ **비오틴** 비타민 H라고도 하며, 비타민 B복합제의 일종이다. 모자라면 머리가 백발 또는 대머리가 된다. 피부 습진도 생기기 쉽다 : 과일 · 효모 · 소고기 · 간 · 계란 노른자 · 우유 · 소콩팥 · 현미 등에 많이 들어 있다.
❻ **인의 결핍** : 우유 · 치즈 · 소고기 · 생선 · 콩 등을 섭취해야 한다.

❼ **나트륨의 결핍**: 소고기·돼지고기·치즈·생선 등에 많이 들어 있다. 일부러 소금을 넣어 먹지 않더라도 이런 음식을 통하여 필요한 만큼의 나트륨은 충족된다.

❽ **아연의 결핍**: 남자의 전립선에 아연이 많이 포함되어 있기 때문에 정력과 관계가 깊다. 아연이 부족하면 남자 생식기의 고환이 위축되며 따라서 정력도 감퇴된다. 아연은 채소·곡류·보리·호박씨·해바라기씨 등에 많이 들어 있다.

위의 성분을 비타민으로 보충하려면 첫째는 식사 때마다 비타민 B복합체정제 50mg짜리를 1개씩 먹는다. 또 비타민 B12 2,000mcg마이크로그램도 아침 식사 때 복용한다.

또 한 가지 필요한 것은 비타민 C에 철·구리·망간·아연 등 미네랄이 배합되어 있는 정제를 아침 식사 후 한 알씩 먹도록 한다.

이와 같은 비타민제 보충에 따라 어느 정도 식욕이 회복되기 시작하면 음식물 섭취량이 많아져서 자연히 필요한 성분을 확보되게 한다.

사람의 몸은 손을 쓰지 않고 내버려 두어 약해지기 시작하면 악순환에 의해 쇠약이 가속화된다.

알칼리성 식품과 산성 식품

받아들이는 음식물이나 건강 상태에 관계없이
인체는 언제나 일정한 수소이온 농도를 지녀야 한다.

건강에 대해서 언제나 올바른 관심을 지니고 있는 것은 건강을 유지하는 데 필요하다. 그러나 지나치게 건강에 대해서 신경 쓰다 보면 도리어 건강을 해치는 결과가 된다.

자연의 섭리라는 것이 그렇게 허술하게 되어 있는 건 아니다. 우리 몸이 자나깨나 언제나 일정한 상태를 유지하는 이유는 인체에 항상성을 유지하는 오묘한 기능이 있기 때문이다. 아무리 외부환경이 변화해도 인체의 내부는 언제나 일정한 상태를 유지하도록 조절되는 것이다.

그 중의 하나가 혈액의 수소이온 농도이다. 혈액은 극히 약하지만 알칼리성으로 되어 있다. 받아들이는 음식물이나 건강 상태에 관계없이 인체는 언제나 일정한 수소이온 농도를 지녀야 한다. 만약 그것이 산성 쪽으로 기울어지면 몸의 저항력이 약해져 병이 생기기 쉽다. 음식물은 크게 산성 식품과 알칼리성 식품으로 나누어지는데 산성 식품은 몸에 해롭기 때문에 알칼리성 식품을 많이 먹어야 한다.

그러나 관심이 너무 지나쳐서 음식을 먹을 때 전전긍긍할 정도가 되어서는 안 된다. 건강을 유지하는 데는 산성 식품도 필요하고 알칼리성 식품도 필요하다.

산성 식품은 독이 되고 알칼리성 식품만이 몸에 유익하다고 생각하는 것은 큰 오해이다. 신경과민이든가 과로, 수면 부족 등이 오히려 음식물보다도 우리 몸을 산성화시키는 작용이 더 크다는 것을 알아 두어야 한다. 대표적인 산성 식품으로는 곡식·빵·생선·계란·육류 등이 있고, 알칼리성 식품으로는 야채·과일·해초·우유·콩 등이 있다.

음식이 며칠 사이에 혈액을 산성 또는 알칼리성으로 변화시키는 것은 아니다. 개인 또는 가정의 식사 습관은 거의 한평생 계속되는 것이기 때문에 그 식사가 한쪽으로 기울어지면 오랜 기간에 걸쳐 체질을 변화시켜 건강을 좌우하게 되는 결과를 가져오게 된다.

그런 것을 선천적으로 약한 체질을 타고났기 때문이라고 생각하기 쉽다. 알칼리성 식품이 모자라면 차츰 산혈증이 되어 고혈압·동맥 경화증·뇌출혈·신경쇠약·신경통·위궤양이 생기는 등 인체에 나쁜 영향을 준다.

강정식품은 동·식물 고루 먹어야

강정식 중에는 영향학적 근거가 전혀 없는 심리적인 것도 있다.

　　사람이 건강의 기준을 어디에 두는가가 문제이다. 건강이란 신체의 모든 기능이 균형 잡힌 상태를 말하는 것이기 때문에 겉으로 보이는 체격이나 체력을 가지고 간단히 건강을 따질 수는 없다.

　그러나 한가지 틀림없는 사실은 정력적인 사람을 건강하다고 하며 건강한 사람은 매사에 끈기가 있기 마련이다. 식욕이 왕성하고 섹스에 대한 스태미나가 있는 사람을 정력적이라고 할 수 있겠다.

　그런 사람은 사업에 대한 박력도 있기 마련이어서 예로부터 영웅호색이라는 말도 생겨났는지 모르겠다.

　흔히 남자들이 정력제라고 하여 즐겨 먹는 음식이 있다. 예컨대 전복이라든가 해삼·굴·육회, 또는 소의 생식기, 소나 돼지의 태아 등의 동물성 식품을 비롯해 식물성으로는 마·셀러리·파·마늘 등이 그런 부류에 속한다.

　강정식 중에는 영양학적 근거가 전혀 없는 심리적인 것도 있지만 대체로 예로부터 좋다고 되어 있는 것은 그 나름대로의 효과가 있는 경우가 많다.

정력제는 무엇보다도 먼저 단백질이 풍부한 음식이라야 한다. 정액, 정자를 만들어 내는 원료가 단백질이기 때문이다. 콜레스테롤은 지방질이며 동맥 경화증의 원인이 된다고 두려워하고 있지만 성호르몬의 원료가 바로 콜레스테롤이기도 하다.

단백질과 콜레스테롤 함량이 풍부한 음식물은 주로 동물성 식품들이며 소위 산성 식품에 속한다. 산성 식품은 체질을 약화시켜 성인병의 원인이 되게 한다. 정력이 강해지려면 동물성 단백질이나 지방분을 많이 섭취해야겠고 그러자니 고혈압, 심장병 등의 성인병이 무섭기 마련이다. 따라서 정력에 좋다고 강정식 일변도가 되어서는 안 되며 동물성과 식물성이 균형잡힌 음식이 필요하다.

동물성 정력제로는 계란ㆍ메추리알ㆍ생선알을 첫째로 꼽을 수 있다. 이상적인 단백질과 비타민, 무기질이 풍부하게 들어 있어 피로를 푸는 데 매우 좋지만 콜레스테롤이 많아 동맥 경화증인 사람은 과식을 피하는 것이 좋다.

곡기穀氣가 원기元氣를 앞서면 수명이 짧아진다

먹지 못해 굶어 죽는 사람보다 너무 먹어서 죽는 사람이 더 많다.

『동의보감』에 "곡기가 원기보다 승하면 살이 찌게 되며 수명이 짧아진다. 이와 반대로 원기가 곡기를 이기면 살은 찌지 않으나 장수할 수 있다."라는 말이 나온다.

음식의 영양분이 우리의 생명을 유지하는 힘이 되는 것은 사실이지만 영양분이 우리의 생명력인 원기보다도 승하면 곡기에 지쳐서 오히려 우리의 원기가 줄어든다.

무턱대고 먹성이 좋아서 많이 먹는 것이 건강의 근원이라고 생각하는 것은 큰 잘못이다. 체중이 늘어났다는 것은 곡기가 원기를 눌렀기 때문이다. 현대 의학에서도 체중에 대해서 신경을 많이 쓰지만 『동의보감』에서처럼 명쾌하게 살이 쪄서는 안 되는 이유를 밝히지는 못 하고 있다.

요즘 사람들은 운동을 많이 하는데 지나치게 운동을 하면 체력 소모를 보충하고자 잠깐은 식욕이 늘어난다. 이와 같은 식욕 증가를 건강의 징조라고 과신해서는 안 된다.

운동에서 오는 피로와 과식으로 인한 식곤증 때문에 지쳐서 딴 일은 아무것도 못하고, 운동한 후 먹고 자고, 또 일어나서 운동하고…… 이런 식이 되어 버린다.

　오래 굶었던 사람이 한꺼번에 음식을 많이 먹으면 틀림없이 죽는다. 미음부터 시작하여 조금씩 음식을 늘려 가야 한다. 쇠약했던 원기가 한꺼번에 많이 들어온 곡기에 눌려서 죽게 되는 것이다.

　우리의 원기가 활동할 수 있는 범위 안에서 곡기를 섭취해야 하는 것이다. 허약한 사람을 기운나게 한다고 기름진 음식을 무리하게 먹여서 식보를 하면 도리어 더 약해진다. 우리 속담에 "과식은 소식만 못 하다."고 한 것도 이런 뜻인 것이다.

　영국에 "먹지 못해 굶어 죽는 사람보다 너무 먹어서 죽는 사람이 더 많다.", "병이 되는 근본적 원인은 하나밖에 없다. 그게 바로 음식이다." 라는 속담이 있다.

　한평생을 하루 세 끼씩 거르지 않고 먹어야 하는 것이 음식이기 때문에 음식이 바르지 못하면 모든 병이 생긴다는 말이다.

살이 찌는 식사법

탄수화물, 동물성 단백질, 지방질 등의 칼로리가 높은 식품을 많이 섭취하고, 채소나 과일처럼 칼로리는 적으면서도 포만감을 느끼게 하는 식품은 되도록 먹지 않도록 한다.

뚱뚱해서 여위고 싶어하는 사람이 있는가 하면, 너무 말라서 고민하는 사람도 있다. 칼로리 섭취가 지나쳐서 체중이 느는 것이라면 살이 오르지 못하는 것은 섭취하는 칼로리의 부족 때문이라고 할 수 있다.

사람의 몸도 가계부와 같아서 수입과 지출이 균형이 잡혀야지 수입보다도 지출이 많으면 적자가 될 수밖에 없다.

그렇다면 먹는 것을 늘리면 되지 않겠느냐고 할 수 있겠지만, 먹어도 살이 찌지 않는다든가 먹어야 되겠다고 생각은 하지만 먹을 수 없는 경우도 있으므로 그런 원인을 제거해야 한다.

식욕이 없어서 먹을 수 없는 경우나 위장병이 있어 소화불량일 때, 또는 신경질적이어서 살이 찌지 않는 경우, 호르몬 분비 이상으로 살이 찌지 못하는 경우 등을 원인으로 들 수 있는데 그와 같은 원인을 치료에 의해서 없애야 하는 것은 말할 것도 없다.

이와 같은 원인이 없이 살이 찌지 못하는 경우에는 탄수화물·동물성·단백질·지방질 등의 칼로리가 높은 식품을 많이 섭취하도록 하고, 채소나 과일처럼 칼로리는 적으면서도 포만감을 느끼게 하는 식품은 되도록 먹지 않도록 한다.

큰 스푼으로 식물성 기름을 한 스푼 먹으면 그것만으로도 100kcal 가깝게 섭취한 것이 된다. 식생활을 규칙적으로 하고, 식욕이 없는 사람은 식사의 장소와 분위기, 식기 등을 변화시켜서 의도적으로 식욕이 생기도록 노력한다.

또 식사 전에 과일즙을 마셔서 구연산이 위액의 분비를 촉진시킴으로써 식욕을 증진시키는 것도 좋다.

위장에 병이 있어 식욕이 없을 때에는 치료를 받아야 하고, 치료받을 정도가 아니면 양념을 잘 써서 위액 분비가 잘 되게 하고, 칼로리가 높으면서도 소화가 잘 되는 장어, 간 등을 먹는다.

위하수증이 있는 사람은 물기 많은 음식이나 위에 부담을 주는 음식을 피하고 되도록 빨리 소화되는 식품을 선택하도록 한다. 신경질 때문에 살이 찌지 못하는 사람은 칼슘을 충분하게 섭취하도록 한다. 칼슘은 신경을 진정시키는 작용이 있기 때문이다.

칼슘이 많은 음식으로는 우유·미역·멸치 등이 있다. 식생활을 규칙적으로 하며 신경 쓰는 것을 적게 하면 식욕도 생기고 살도 찌게 되는 것이다. 한 가지 알아둘 것은 신경통 약 중에 부신피질호르몬이 들어 있는 것을 복용하면 살이 찌는데, 실제로는 살이 찌는 것이 아니라 부작용 때문에 살이 부어서 그런 것이다.

육식과 채식

산성 식품이 좋지 않다고 해서 무턱대고 육류를 배척하는 것도 좋지 않다.

육식이 좋으냐 채식이 좋으냐에 대해서는 여러 가지 주장이 있다. 오늘날 유행하는 산성 식품, 알칼리성 식품 개념에 의해 육류는 산성 식품이기 때문에 되도록 안 먹는 것이 건강에 좋다고 주장하는 자연식 실천가도 있다.

모두 다 일리가 있다. 육식을 하되 그만큼 신선한 채소를 많이 섭취함으로써 식품의 균형을 잡는 것이 필요하다.

육식과 채식 어느 한쪽으로 편중되지 않은 균형 잡힌 식사가 가장 좋은 건강식이라는 것은 앞에서도 말한 바 있다.

우리의 식생활은 아직도 평균해서 볼 때 동물성 단백질 섭취량이 모자라는 것으로 나타난다.

동물성 식품으로는 소고기 · 돼지고기 · 닭고기 · 우유 · 계란 · 생선류 등이 있는데 우리나라에는 여전히 소고기를 선호해 동물성 식품 섭취량이 늘지 못하고 있다.

정력에 좋고 중국 음식의 주류를 이루고 있는 돼지고기를 우리나라에서는 "잘 먹어야 본전이다." 라는 엉뚱한 소리를 하고 있는가 하면, 돼지고기와 닭고기에 대해 몸에 해롭다느니 병에 좋지 않다느니 하는 근거 없는 의식구조를 가지고 배척하는데 올바르지 못하다.

한 나라의 영양 상태를 볼 때 동물성 단백질 섭취량이 어느 정도인가를 보면 쉽게 비교할 수 있다.

일본이 제2차 세계 대전 전까지만 해도 우리보다 체격이 왜소했는데 지금은 청소년들의 체위가 우리보다도 앞서고 있는 것은 그들이 식생활을 종전 후에는 우유와 육식을 많이 하는 서양식으로 바꿨기 때문이다.

일본인은 1일 1인당 약 104.7g의 육류를 소비하고 있다는 통계가 나와 있다. 세계에서 육식을 가장 많이 하는 나라는 아르헨티나로 347g이며 그 뒤를 이어 미국이 322g, 뉴질랜드 302g, 호주 295g의 순위로 되어 있으며 일본의 소비량은 세계에서 19번째가 된다고 한다.

우리나라의 육류 소비량이 결코 적지는 않지만 먹는 방법에도 문제가 있다. 먹을 때는 소고기를 3, 4인분씩 불고기 또는 갈비구이로 해서 먹는가 하면 안 먹을 때는 한동안 채식만 하는 습성이 있다.

육류를 한꺼번에 과식하면 간에 부담을 주어 오히려 나쁘다. 간기능이 좋지 못한 사람에게는 간에 비축되어 있는 단백질이 적기 때문에 매일 꾸준하게 동물성 단백질을 공급해 주어야 한다.

소고기 1인분의 값이면 많은 양의 계란을 살 수 있다. 거의 완벽한 단백질 식품인 계란을 매일 먹고도 남길 수 있는데 소고기만 찾는 것은 바람직하지 못하다.

Point
건강을 위한 명언 07

건강한 자는 모든 희망을 안고, 희망을 가진 자는 모든 꿈을 이룬다.

3 약이 되는 음식

성인병을 예방하는 식품

고혈압 및 뇌졸중을 예방하는 보리

위점막을 튼튼하게 하여 위궤양을 예방 또는 치료하며, 당뇨병에 쌀밥을 먹으면 혈당치가 상승하여 병을 악화시키지만 보리밥은 혈당치가 오르지 않는다.

보리가 성인병을 예방하는 데 큰 효과가 있다는 것이 과학적으로 밝혀졌다는 것을 소개한다.

흰쥐를 두 그룹으로 나누어 한쪽에는 흰쌀과 단백질을 먹이고 다른 쪽에는 보리쌀과 단백질을 먹였는데, 보리쌀을 먹은 그룹의 대변량이 흰쌀을 먹은 쪽보다 두 배 이상 많았으며 체내의 비타민, 그 중에서도 특히 판토텐산비타민 B_3과 비타민 B_6의 양이 많았다는 것이 밝혀졌다.

대변의 양이 많아졌다는 것은 장내 세균이 활발하게 번식되었기 때문인데, 판토텐산과 비타민 B_6는 장내 세균이 만들어 내는 비타민이다.

이들 비타민은 고혈압 및 뇌졸중을 예방한다. 우리 인체는 헤아릴 수 없이 많은 세포로 구성되어 있으며 세포를 결합시키는 결합조직이라는 것이 있다.

결합조직의 탄력성이 없어지면 동맥 경화증이 생기고 혈관의 탄력성이 없어져서 뇌출혈 또는 뇌혈전증이 생겨 중풍이 된다.

결합조직은 콜라겐 콘드로이틴황산, 히알우론산이라는 3가지 물질로 되어 있는데 이 물질들이 체내에서 합성되려면 여러 가지 재료가 필요하다.

그 중에서도 판토텐산과 비타민 B_6는 없어서는 안 될 성분이다. 결국 보리밥 → 판토텐산과 비타민 B_6의 합성 촉진 → 결합조직의 강화 → 뇌출혈과 뇌혈전의 예방이라는 이론이 성립된다.

우리나라의 뇌졸중 환자가 해마다 늘어나고 있는 것은 쌀이 흔해져서 보리의 양이 줄어든 반면에 육식이 늘어나 지방분을 많이 섭취하여 지방분을 체내에서 소화시키는데 판토텐산이 많이 소비되어 결국 판토텐산이 부족하게 된다.

앞서 말한 콘드로이틴황산은 위점막을 튼튼하게 하여 위궤양을 예방 또는 치료하는 효과가 있다.

혈액 속의 콜레스테롤을 낮춰 주는 종실류

지금도 미개척지에 살고 있는 원시인들이 암을 모르고 사는 것은 그네들이 주로 종실류를 따먹고 살고 있기 때문이라고 한다.

맥주집에서 간단한 마른안주를 시키면 보통 아몬드나 땅콩 등이 나온다. 일반적으로 이런 것들을 종실류種實類라고 한다. 살구씨 속에 들어 있는 아미그달린은 암을 치료하는 데에 사용되기도 하며 지금도 미개척지에 살고 있는 부족민들이 암을 모르고 사는 것은 주로 종실류를 따먹고 살고 있기 때문이라고 한다.

비타민 B17아미그달린 학설을 액면 그대로 다 믿을 수는 없지만 종실류가 사람 몸에 좋은 것만은 틀림없다.

동양에서도 옛날부터 잣·호두·기타 나무열매 등을 신선식이라고 하여 오래 먹으면 불로장수를 할 수 있다고 했다.

계란·메추리알 등이 정력에 좋다는 것은 그런 알이 적당한 온도를 받으면 부화되어 새로운 생명이 태어나는 힘을 지니고 있기 때문이다.

식물성 씨앗도 마찬가지라고 할 수 있다. 적당한 수분과 온도를 공급해 주면 새싹이 돋아나지 않는가. 그만큼 알이나 씨앗에는 새로운 생명을 위한 균형 잡힌 영양소가 들어 있다.

종실류는 크게 두 가지로 나누어지는데, 주로 당질로 되어 있는 것쌀, 옥수수 등의 곡식류, 밤·은행 등과 지방분과 단백질이 많은 것잣·호두·참깨·피넛류 등으로 되어 있다. 씨앗의 특징은 다른 식품에 비하여 수분이 아주 적다는 점이다.

육류, 생선 등은 60~70% 이상이 수분으로 되어 있으나 종실류는 불과 5%밖에 안된다. 고도로 농축된 영양소 덩어리라고 볼 수 있다.

그래서 이와 같은 종실류를 먹으면 위장에 대한 부담이 적으면서도 균형잡힌 칼로리와 영양분을 얻을 수 있다는 이론이 성립된다. 결국 피넛류가 군것질용으로 좋다는 말인데 그 효과는 다음과 같다.

첫째, 스태미나 식품이 된다. 고칼로리·고지방·고단백질이며 건강에 필요한 원소가 모두 들어 있고 비타민 B1·B2·E·칼슘, 철분 등도 풍부하게 들어 있다. 가령 피넛류를 한줌 먹는 것이 밥 두 공기분의 식사를 한 것과 같으니 간편하고 충분한 영양분을 섭취할 수 있다. 여행용 휴대식품으로도 좋다.

둘째, 동맥경화증을 예방하고 치료한다.
종실류에는 양질의 식물성 기름이 많이 들어 있어 혈액 속의 콜레스테롤 함량을 낮추어 주는 작용을 한다. 종실류를 많이 먹는 지방의 주민들이 장수하는 것도 그 때문이다.

셋째, 간장을 강화한다.
비타민 B2가 풍부하여 간의 해독 기능을 증진 시킨다. 술안주로 종실류를 곁들이는 것도 합리적이라고 할 수 있겠다.

넷째, 빈혈을 예방·치료하며 미용효과도 뛰어나다.

비타민·미네랄·식물성 기름, 단백질 등이 많이 함유되어 있어 조혈작용을 촉진하고 피부를 윤택하게 하기 때문에 먹는 화장품이라고 할 수 있다. 중국 사람들이 틈만 있으면 수박씨를 까먹고 러시아 사람들이 해바라기씨를 까먹는 것은 옛날 조식하면서도 건강을 유지하는 비결이었던 것이다. 한 가지 주의할 점은 먹기 쉬워서 자칫하면 과식하기 쉬우니 잘 씹으면서 많이 먹지 말아야 한다.

Point
건강을 위한 명언 08

 건강한 사람은 자기의 건강을 모른다. 병자만이 건강이 무엇인가 알고 있다.

신장염·고혈압에 좋은 서과당 西瓜糖

무기물질의 절반 이상 54.15%이 칼륨으로 되어 있기 때문에 이뇨 작용을 나타내며 혈압도 내려 준다.

　수박·참외·오이를 빼고는 여름을 생각할 수 없다. 이런 것들은 모두 박과에 속하는 식물들이다.

　지금은 비닐하우스 재배가 발달해서 수박, 참외를 어디서든 볼 수 있어 좋으나 너무 빨리 나와서 계절감각을 혼란시키는 데는 문제가 있다.

　비단 계절감각의 혼란뿐만 아니라, 제철의 맛도 나지 않고 영양가도 뒤떨어진다. 역시 수박, 참외는 삼복 더위의 이글이글 타는 뙤약볕 아래에서 딴 것이라야 제맛이 난다.

　수박을 미리 따서 어두운 곳에서 추숙追熟하여 빨갛게 익힌 것은 비록 먹음직스럽게 보일지는 몰라도 비타민 A가 되는 카로틴이 아니라 비타민 A가 되지 못하는 카로티노이드로 되어 있다.

　그러므로 그만큼 영양분이 떨어진다는 이야기가 되겠다.

　우리나라의 세계적 식물 육종학자이던 우장춘 박사가 씨 없는 수박을 만든 이야기는 유명하지만, 역시 수박은 씨를 뱉고 물을 줄줄 흘리면서 먹는 맛이 진짜 수박의 맛이기도 하다.

수박은 먹을 수 있는 부분이 50%가 좀 넘지만 개량종들은 80%가 되는 것도 있다. 대부분 수분과 당분 및 미네랄로 되어 있는데 당분은 포도당 1.57%, 과당 5.03%, 설탕 0.98%등으로 되어 있다.

수박을 먹으면 소변이 잘 나오는 이뇨 효과가 있다. 건강을 유지하는 데는 영양분을 받아들이는 것도 중요하지만 몸 속에 생긴 피로소疲勞素·독소 등을 몸 밖으로 배설시키는 것이 더욱 중요하다.

그래서 몸 속에 쌓인 노폐물을 수박을 먹어 오줌으로 씻어 내는 것이 여름 건강에 좋은 것은 말할 필요도 없다.

수박에 들어 있는 무기물질의 절반 이상 54.15%이 칼륨으로 되어 있기 때문에 이뇨 작용을 나타내며 따라도 혈압도 내려 준다. 칼륨이 몸 속에 축적되어 있는 염분의 나트륨을 배설시키기 때문이다.

수박은 특히 신장염이 있는 사람에게 좋은데 제철에는 날수박을 먹으면 되겠지만 철이 지나서도 수박을 이뇨제로 사용하려면 서과당을 만들어 두면 된다.

수박의 속을 긁어 내어 으깬 뒤 즙을 짜내어 그것을 냄비에 넣고 약한 불로 끓여서 농축시키면 되는데 타지 않도록 해야지 타면 쓴맛이 나서 못 먹는다. 서과당을 병에 담아 저장하면 몇 해 동안 먹을 수 있고 큰 숟가락으로 1일 3회 정도 복용하면 좋다.

콜레스테롤의 양을 조절해 주는 완두콩

변비와 성인병 예방에 효과가 있다.

양식에 올라오는 완두콩은 보기만 해도 구미가 당긴다. 완두콩에는 이와 같은 청완두가 있는가 하면 꼬투리째 먹는 청대완두도 있다.

이런 완두콩들의 특징은 비타민 C가 풍부하다는 점이며 100g당 청대완두는 55mg, 청완두는 24mg 들어 있으며 단백질·칼슘·카로틴, 비타민 B군 등이 들어 있다.

특히 우리 음식에서 부족되기 쉬운 필수아미노산의 일종인 라이신이 청대완두에는 260mg이나 들어 있다.

또한 변비를 예방할 뿐만 아니라 장 속의 세균 발육에 의한 비타민 B_2 합성을 활발히 하고, 혈중 콜레스테롤의 양을 조절하여 동맥 경화증을 예방해 주기도 한다.

이렇게 본다면 완두콩은 성인병 예방에 효과가 있다고 볼 수 있으며, 흰쌀밥에 청완두를 섞는 것과 양식에 완두콩을 넣는 것이 보기에만 좋은 것이 아니라 영양도 많이 생각하는 것이다.

오늘날 서양에서는 단백질 음식으로 동물성 식품보다도 식물성인 콩류를 많이 선호하는데 콩은 완두콩뿐만 아니라 콩 종류가 모두 높은 영양분을 지니고 있다.

중국에서는 예부터 완두콩이 노인들의 정력을 보강해 주는 식품이라고 일컬어져 왔으며, 장이 약하여 습관적으로 설사를 하는 경우 어린아이나 노인 모두에게 완두콩이 효과를 나타낸다고 한다.

청완두의 푸른색은 엽록소클로로필 때문이다. 통조림에 들어 있는 것은 유난히 빛깔이 좋은데 황산동黃酸銅을 첨가했기 때문이며 이것은 열에 의해 변색되는 것을 방지하기도 한다.

건강보다 나은 재산은 없다. — 영국 속담

동맥 경화증을 예방하는 식물성 기름

동물성 기름과 달리 콜레스테롤이 들어 있지 않을 뿐만 아니라
혈액 속의 콜레스테롤을 조절한다.

식물성 기름이라고 하면 얼른 참기름만을 생각하기 쉬우나 값싸고 좋은 식물성 식용유가 많이 있다.

콩기름 · 유채기름 · 면실유목화씨 기름 · 들깨기름 · 쌀겨기름 등이 모두 다 식용이 될 수 있는 좋은 기름이다.

그러니 값비싼 참기름에 연연하지 말고 이런 기름들을 식용으로 많이 사용하도록 권하고 싶다.

식물성 기름이 건강에 좋다는 것은 동물성 기름과 달리 동맥 경화증의 원인이 되는 콜레스테롤이 들어 있지 않을 뿐만 아니라 혈액 속의 콜레스테롤을 조절해서 동맥 경화증을 방지하는 작용이 있어서이다.

그와 같은 작용은 식물성 기름의 주성분을 이루고 있는 리놀산 · 리놀레인산 · 아라키돈산 등의 불포화지방산 때문에 생기며, 불포화지방산은 우리 몸에 없어서는 안 되는 필수적인 것이므로 필수지방산 또는 비타민 F라고 불리기도 한다.

식사에 의해 섭취되는 칼로리의 5~30%를 지질脂質에서 섭취하는 것

이 이상적인데 우리는 주로 쌀밥에 의한 당질로 섭취하는 데에 문제가 있다.

　식물성 기름을 하루에 큰 스푼으로 2스푼 정도 섭취했으면 좋겠다. 식물성 기름의 성분은 거의 100%가 지질脂質이며 칼로리는 100g당 약 900kcal가 된다.

　지질脂質은 주로 지방산과 지방산글리세라이드 중성지방으로 되어 있는데 그 지방산이 대부분 불포화지방산으로 되어 있다.

　이렇게 식물성 기름은 우리 몸에 절대적으로 필요하며 땅콩·잣·호두·호박씨·수박씨 등을 먹는 것도 식물성 기름을 먹는 것과 같다.

Point
건강을 위한 명언 10

건강을 위해서만 산다'고 함은 대체로 값어치 없는 인생의 목적이다.

성인병 예방에 좋은 고미

쌀과 비슷한 영양가와 비타민, 미네랄 함유

별로 들어 보지 못한 생소한 이름이지만 일본에서는 건강식품으로 애용하고 있다. 진고眞菰라고도 하는데 알고 보면 우리나라의 물가 어디서나 자생하는 '줄'이라는 풀의 씨앗을 말하는 것이다. 뿌리나 줄기도 옛날부터 약초로 사용되어 왔다.

그 씨앗을 북아메리카에서는 와일드라이스라고 하여 인디언들이 밥을 지어 먹었다고 하며 우리나라에서는 예부터 흉년이 들었을 때 곡식 대신 먹어서 연명하는 구황식물로 이용되어 왔다. 그와 같은 고미가 연구를 통하여 여러 가지 영양학적으로 좋은 점이 밝혀지고 있으며 더욱이 고혈압·당뇨병·간염·위장병 등의 만성병을 예방 또는 치료하는 효과도 있다.

한방에서는 고미가 오장을 이롭게 하며 당뇨병으로 인한 갈증을 멈추게 해 주고 대소변을 잘 통하게 해 준다고 되어 있다. 생각해 보면 아직 쌀이 나오기 전인 원시 시대에 쌀 대용으로 먹기도 하고 약으로도 쓰며, 잎과 줄기는 엮어서 돗자리·도롱이·차양 등으로 만들어 활용했을 것으로 생각된다.

　봄에 줄기 속에 균이 기생하여 깜부기가 생긴 것을 '고순菰筍'이라고 하여 중국 요리에 사용되며, 완전히 성숙되면 속에 까만 포자가루가 생기는데 그것을 눈썹 그리는 물감으로도 사용했다. 고미가 건강식품으로 어느 정도의 가치가 있는지는 앞으로 더욱 연구 검토되어야 할 것이다. 비단 고미뿐만 아니라 모든 건강식품이 그것 한 가지만으로 장생불로약이나 만병통치약이 될 것으로 지나치게 믿어서는 안 된다. 지금까지 얼마나 많은 건강식품이 시중에 나왔다 사라져 버렸는가. 고미는 벼과에 속하는 식물의 열매이기 때문에 쌀과 비슷한 영양가와 비타민, 미네랄, 그리고 몇 가지 특수성분도 들어 있을 것이라고 추측하고 있으나 아직 이렇다 할 뚜렷한 점은 나타나지 않고 있다.

　한 가지 신기한 사실은 비단 고미뿐만 아니라 예부터 이용되어 온 식품들을 오늘날 과학적으로 검토해 보면 그 나름대로의 이치와 근거가 있다는 것이다.

고혈압과 노화를 예방하는 양파

강알칼리성 식품이기 때문에 산성식품인 육류와 궁합이 잘 맞는다.

중국음식점에서는 자장면을 한 그릇 시켜도 양파와 춘장이 따라나오게 마련이다. 중국 음식에서는 그만큼 양파를 많이 먹는다.

양파는 익혀 먹어도 좋고, 춘장에 날것으로 찍어 먹으면 당장에 피로가 확 풀리고, 불면증이 있는 경우에는 잠도 잘 오게 한다. 양파는 원래 서남아시아, 지중해 근방이 원산지이며 유럽에서는 수천 년 동안 재배된 듯하지만 우리나라에서는 중국의 청나라를 거쳐서 19세기 말경에 들어온 것으로 생각된다.

양파를 썰 때 눈물이 날 정도로 자극 적인 냄새가 나는 것은 황화알릴이라는 성분 때문인데 파나 마늘에도 같은 성분이 들어 있다.

황화알릴이 비타민 B_1과 결합하면 비타민 B1의 체내 흡수율이 좋아지기 때문에 몸에 좋다는 것도 이미 알려져 있다. 양파가 강알칼리성 식품이기 때문에 산성 식품인 육류와 배합을 하면 궁합이 맞게 되어 있다.

그래서 고기를 요리할 때 양파를 쓰면 고기의 누린내를 없앨 뿐만 아니라 맛까지 돋워 주는데 자연의 이치란 참으로 오묘하다는 것을 느끼지 않을 수 없다.

양파에는 섬유질이 많아 변비를 없애는 효과도 있다.

갈색인 양파껍질에는 퀘르세틴이라는 성분이 들어 있는데 이것이 혈압을 내리며 혈관의 탄력성을 높여 주어 중풍을 예방하는 효과가 있다. 양파껍질을 매일 1개분씩 벗겨서 물에 달여 차로 만들어 마시면 성인병 예방에 좋다.

평소에 양파를 음식에 넣어 많이 먹으면 모르는 사이에 고혈압을 예방하고 노화를 막는 효과가 있다.

신경통이나 류머티즘에 양파를 으깨어 헝겊에 싸서 아픈 곳에 찜질하는 방법도 있다.

양파를 영어로 오니온onion이라고 하는데 라틴어로 통일이라는 뜻의 유니온union이라는 말에서 유래됐다고 한다. 그것은 양파가 구심점을 중심으로 겹겹이 싸여 있는 모양에서 생겨났다고 한다.

여성에게 좋은 토마토

토마토가 빨갛게 익기 시작하면 의사의 얼굴이 새파래진다.

이수광의 『지봉유설芝峰類說』을 보면 "봄에 생하여 가을에 결실을 맺으니, 그 맛이 감과 비슷하다. 본래 남만에서 나왔는데 근자에 한 사신이 종자를 중국에서 얻어 왔다. 매우 신기한 과일이다." 라고 씌어 있다.

토마토가 우리나라에 전래될 무렵의 기록이다. 토마토는 이와 같이 광해군 때에 전래되었으나 냄새나 맛에 익숙지 못하여 보급되지 못하고 끊겼다가 선교사에 의하여 재차 도입되어 오늘날에는 없어서는 안 될 과일이 되었다.

원래 토마토는 페루가 원산지이며 서양 속담에 "토마토를 심는 가정엔 위암이 없다." 느니 "토마토가 빨개지면 의사의 얼굴이 파래진다." 라고 할 정도로 건강식품의 으뜸을 차지하고 있다.

토마토는 비타민 C가 많고 100g당 20mg, 비타민 A가 되는 카로틴도 풍부한데 카로틴은 새빨간 토마토에 많이 함유하고 있고 노화 예방이나 강정제가 된다는 비타민 E, 패크틴, 산미酸味 성분도 많이 있어 아침에 토마토주스를 마시면 변비를 없앨 수 있다.

요즘 아파트에서도 화분이나 나무상자에 토마토를 재배하는 사람들이 있는데 매우 좋은 생각이다.

당근·양배추·사과 등을 섞어 주스를 만들어 마시는 것도 좋다. 유럽에서는 토마토를 사랑의 능금이라고 부르기도 한다. 토마토를 가공하여 만든 케첩은 남녀 노소 누구나 좋아하는 소스이다. 또 토마토를 끓여서 체로 거른 후 여기에 향신료·식초·설탕 등을 넣어 조려 만든 토마토 퓌레라는 것이 있다.

토마토는 피부미용에도 좋아 모든 여성들에게 적극적으로 권하고 싶고, 성인병의 예방과 치료에도 좋다.

토마토의 영양가

100g당 21kcal, 단백질 1.0g, 지방 0.2g, 당분 3.9g, 섬유질 0.3g, 칼슘 8mg, 인, 철 0.3mg, 비타민 A 400mg, Ba 0.08mg, B2 0.02mg, 비타민 C 20mg, 니아신 0.3mg.

토마토는 우리말로 일년감이라고도 하며 가지과에 속한다.

혈압을 낮춰 주는 들깨와 깻잎
영양의 과잉섭취가 동맥 경화증 · 당뇨병 · 심장병의 원인이 된다.

장수하는 사람들에게 건강 비결을 물으면 의외로 들깨를 먹는 사람들이 많다. 들깨를 물에 씻어 그늘에서 말린 후 씹어 먹는다는 것이다. 들깨와 쌀을 물에 불린 뒤 갈아서 쑨 것을 들깨죽이라고 하여 예부터 노인이나 앓고 난 사람들의 원기를 북돋워 주는 데 쓰여 왔다.

지금은 국산차가 많이 보급되어 찻집에서 들깨차가 나오는데 피곤하고 출출할 때는 한잔 먹을 만하다. 들깨를 장복하면 살이 오르고 피부가 윤택해지며 변비가 없어진다.

특히 고혈압에 좋다고 예부터 알려져 왔는데 들깨에 들어 있는 각종 불포화지방산의 효과이다.

보통 깻잎이라고 하면 들깻잎을 말하는데 양념을 해 쪄서 먹기도 하고 튀겨 먹기도 하는데 향긋한 냄새와 고소한 맛이 일품이다.

불고기집에 가면 상추와 아울러 들깻잎이 나온다. 고기를 들깻잎에 싸서 먹으면 뒷맛이 아주 향긋하고 상쾌한데 페릴라케톤이라는 정유 성분이 들어 있기 때문이다.

쌈처럼 우리 음식의 특색을 잘 나타내는 것도 없으리라고 생각한다. 채소 잎사귀에 밥과 양념을 같이 싸서 먹는 쌈은 쌀밥을 주식으로 하는 아시아 민족 중에서 우리나라만의 특색이다.

이것은 야채의 생식生食을 가장 맛있게 먹는 방법이라고 할 수 있다. 들깨는 원래 인도가 원산지이지만 예부터 우리나라에 전래되었으며 깨라는 공통의 이름이 붙어 있지만 참깨와 들깨는 식물학적으로 아무런 관계가 없다.

옛날에는 흉년에 대비하여 식품을 비축해 두었는데 들깨도 그 중의 하나였다. 들깨는 지방분이 많은 고칼로리 식품일 뿐만 아니라 말리면 몇 십 년 동안이라도 저장해 둘 수 있는 특색이 있기 때문이다. 들깨를 매일 먹으면 여성의 피부가 고와지기 때문에 결혼을 앞둔 여성들에게 애용되었다고 한다.

정신적인 충격으로 머리털이 하얗게 되는 수가 있는데 들깨를 먹으면 다시 검어진다. 비타민 A · B_1 · B_2 · C등이 많이 들어 있다.

우리 음식 콩

두유를 먹은 아기가 우유를 먹은 아기보다 적혈구 수가 더 많았으며 골격의 발달도 좋다는 것이 알려졌다.

경제성장으로 생활이 풍요해짐에 따라 성인병 환자가 늘어나고 있다. 미국에서도 성인병이 시급한 국가적 문제로까지 대두되어 성인병의 예방에 관한 특별보고서가 국회 상원에 나오기까지 했다.

성인병은 불규칙한 식사로 인해 생기는 식원병食原病이다. 육식을 지나치게 많이 하는 식사가 결국은 동맥 경화증과 고혈압의 원인이 되고, 동맥 경화증과 고혈압이 또 다른 성인병을 유발시키므로 동물성 단백질과 지방의 섭취를 식물성의 것으로 바꾸어야 한다.

동물성 단백질을 대체할 수 있는 식물성 식품이 바로 콩이다. 옛날부터 두부나 두유를 개발한 우리 조상들의 지혜가 놀랍다.

우리 음식에서 된장·간장·담북장·고추장 등을 빼놓고 생각할 수 있겠는가. 그런 음식들이 모두 콩으로 만든 것이기 때문에 우리는 부지불식간에 매일 콩을 먹고 있는 셈이다.

우리들이 손쉽게 대하는 콩나물국도 이제 생각해 보니 으뜸가는 식품이 아닌가.

콩 속에 들어 있는 불포화지방산은 동맥 경화 · 고혈압 · 뇌일혈 등의 원인이 되는 콜레스테롤이 혈관벽에 붙는 것을 막아 준다. 콩기름 속에는 비타민 F의 대표적인 리놀산이 약 50%, 리놀레인산이 약 10%나 포함되어 있다.

이 지방산들이 바로 동맥혈관 벽에 붙어 있는 콜레스테롤 때를 벗겨내는 작용을 하는 것이다. 두유는 콩의 젖으로 콩을 밭에서 나는 소고기라고 한다면 두유는 밭에서 나는 우유라고 할 수 있다.

간단히 말해서 두유는 액체 상태로 만든 두부라고 할 수 있다. 우리나라에서도 두유가 생활화 되었지만 중국에서는 옛날부터 일상 생활에 널리 보급되어 있다.

두유는 옛날 민간에서 우유나 모유 대신 사용하였으며 젖이 잘 나오지 않는 산모가 두유를 마시면 모유 분비가 촉진된다고 알려져 있다. 미국에서는 1935년에 유아식으로 두유를 개발하여 소이밀크 soy-milk라고 이름 붙였다.

두유를 먹은 아기가 우유를 먹은 아기보다 혈액 속의 적혈구 수가 더 많았으며 키와 골격의 발달도 더 좋다는 것이 알려졌다.

두유를 모유나 우유 대신 충분히 대체할 수 있으며 갓난 아기에게 우유 알레르기가 있어 우유를 먹일 수 없을 때에 먹이면 좋고, 기호성도 모유나 우유와 별 차이가 없다는 것이 알려져 두유가 크게 보급되고 있다.

민간 요법에서는 두유를 위궤양의 치료식품으로 중요시하며, 야채수프나 토마토주스 등에 섞어 마시면 수술 후의 식사로도 훌륭하다.

Point
건강을 위한 명언 11

 감기는 치료하면 7일 가지만, 만일 아무것도 하지 않는다면 일주일 앓아눕는다.

당뇨와 비만을 예방하는 우엉
영양의 과잉섭취가 동맥 경화증·당뇨병·심장병의 원인이 된다.

우엉이라는 채소는 뿌리를 먹는 것인데 분석해 보면 영양이 될 만한 성분이 별로 들어 있지 않다.

비타민도 많이 들어 있지 않고 겨우 단백질, 칼슘, 인이 조금 들어 있지만 소화가 잘 되지 않기 때문에 영양학적으로는 좋은 채소라고 할 수 없다.

다만 쓸모없어 보이는 섬유소만 많이 들어 있는데, 그 섬유소가 인체 내의 콜레스테롤의 양을 적당하게 조절하여 동맥 경화증을 예방하고, 당뇨병 및 비만에도 효과가 있다.

우엉은 일본 사람들이 즐겨 먹는 채소로 우리는 식탁에 올리지 않았는데 요즘은 꽤 많이 나물반찬으로 올라온다.

섬유질이 많지만 특이한 향기와 풍미가 있어 좋아하는 사람은 무척 좋아하는 채소이다.

우엉에 많이 들어 있는 섬유질이 직접적으로 혈당을 내려 주는 것이 아니라, 섬유질이 많은 식품을 먹으면 위 속에 머물러 있는 시간이 길어 음식물 가운데 있던 당질이 소장小腸으로 옮겨 가서 흡수되는 속도가 느려지기 때문에 혈당이 식후에 갑자기 많아지는 것을 막아 주어 당뇨병에 좋은 것이다. 또 섬유질은 담즙산을 흡착하는 작용이 있는데 담즙산은 콜레스테롤의 원료가 되는 물질이므로 담즙산을 몸 밖으로 많이 배출시키면 그만큼 체내의 콜레스테롤은 줄어들 것이다.

또 섬유질이 많은 식품은 부피가 많고 위 속에 머물러 있는 시간이 길어서 체중조절을 위해 식사를 적게 해야 하는 비만 환자에게 알맞은 음식이라고도 할 수 있다. 그리고 우엉의 섬유질이 담즙산을 흡착한다는 것이다.

변비로 인해 대변이 대장 속에 머물러 있는 시간이 길어지면 대장 내의 세균 작용에 의해 담즙산에 발암성 물질이 만들어지는데 이것이 대장암의 원인이 된다.

하지만 우엉을 먹으면 담즙산이 흡착 배설되어 그런 걱정이 없어진다. 『동의보감』에도 우엉牛蒡 부분이 실려 있는데 뿌리를 중풍, 종기 등에 사용하고 씨앗을 우방자牛蒡子 또는 악실惡實이라고 하여 해독, 이뇨제 등으로 사용한다고 쓰여 있다.

몸에 좋은 두릅

영양의 과잉섭취가 동맥 경화증·당뇨병·심장병의 원인이 된다.

　살짝 데친 두릅을 초고추장에 찍어 먹는 맛은 계절의 미각이라고 할 수 있겠다.

　산나물 치고 값이 좀 비싼 것이 흠이지만 그 향긋한 맛에, 건강에도 좋다면 결코 비싼 것만은 아니다.

　오가과五加科에 속하는 식물인 두릅나무에 돋아나는 순을 딴 것이 두릅나물이다. 오가과에는 천하의 보약으로 유명한 고려인삼을 비롯하여 강장제인 오가피五加皮 등이 들어 있다.

　옛날부터 당뇨병, 고혈압에 좋고 이뇨 작용도 있다고 사용되어 온 만큼 귀중한 성분이 들어 있을 것으로 추측된다.

　약으로 사용하는 것은 두릅나무의 수피樹皮 또는 근피根皮이며, 가시만을 모아서 달여 마시면 고혈압에 좋다는 민간요법도 있다.

고혈압을 예방하는 계란

영양의 과잉섭취가 동맥 경화증 · 당뇨병 · 심장병의 원인이 된다.

계란은 필수아미노산이 균형 있게 들어 있어 단백가蛋白價가 완전 무결한 것은 누구나 다 아는 사실이다. 단백질뿐만 아니라 병아리 한 마리를 만들어 낼 수 있는 모든 성분이 들어 있는 완전식품이다.

그런데 콜레스테롤이 지나치게 과장되는 바람에 계란이 마치 성인병을 만들어 내는 원인으로 생각되어 한때는 계란에 젓가락도 대지 않던 때도 있었다.

또한 생선을 날것으로 먹어 비브리오패혈증이 생겼다고 하여 생선시장이 한때 문을 닫을 지경이 되었던 일도 있었듯이 우리는 냉철한 판단보다는 감정에 치우치는 일이 많은 것 같다.

국내에서는 별로 본 적이 없지만 일본에는 요오드 계란이라는 건강식품이 있는데 참고 삼아 알아 두면 좋겠다.

미역같이 요오드가 많이 들어 있는 모이를 주어서 사육한 암탉이 낳은 특별한 계란이다. 그런 계란에는 1개당 요오드가 400~700㎍마이크로그램, 1/1,000,000g 정도 들어 있어 보통 계란의 약 20배가 된다.

요오드 계란을 먹으면 중성지방의 대사를 촉진하여 혈중 농도가 올라가지 않도록 억제하는 생리적 효과가 있다.

그래서 동맥 경화증이 되는 것을 방지하고 결국은 고혈압의 예방도 된다고 할 수 있겠다.

또한 요오드 계란은 간장의 글리코겐 저장량을 높여 주는 작용을 하기 때문에 스태미나가 생기며 피로를 쉽게 느끼지 않는다.

동물실험에서 요오드 계란과 보통 계란을 먹인 쥐를 두 그룹으로 나누어 분석해 보았더니 혈액 속의 중성지방·콜레스테롤·인지질燐脂質 등이 요오드 계란을 먹인 흰쥐 쪽에 훨씬 적게 나타났다.

요오드 계란이 지방대사를 활발하게 한 결과이다. 요오드는 심장·근육·지방조직 등의 중성지방 제거 작용도 활발하게 한다.

양계를 하는 사람들은 사료에 미역을 섞어서 길러볼 만하다.

우리나라는 삼면이 바다라 해조류를 먹는 경우가 많기 때문에 구태여 요오드 계란을 만들지 않아도 괜찮지만 요오드가 결핍되기 쉬운 사람들에게는 요오드 계란이 꼭 필요할 것이다.

Point
건강을 위한 명언 12

 만병통치약이란 없다. 모든 병에 좋은 약은 어떤 병에도 좋지 않다.

– 칼 포퍼

콜레스테롤의 양을 조절하는 고등어

우리나라 제2위의 사망 원인은 뇌졸중, 등푸른 생선으로 미리 예방을 한다.

콜레스테롤이라는 포화지방산은 건강과 정력을 유지하는 데 없어서는 안 될 주요한 영양 성분이지만 지나치게 많이 섭취해 이른바 고지혈증이 되면 동맥 경화증의 원인이 된다.

혈액 속의 콜레스테롤 함량을 적정 수준으로 유지하기 위해서는 식물성 기름과 생선류 등의 불포화지방산이 절대적으로 필요하다.

불포화지방산은 콜레스테롤을 조절하여 줄 뿐만 아니라 동맥 내벽에 침착되어 있는 콜레스테롤을 없애 주는 작용을 한다.

특히 고등어, 정어리 등의 등푸른 생선의 불포화지방산은 에이코사펜타인산EPA으로 되어 있으며, 이것이 혈전이 생기는 것을 예방한다고 알려지고 있다.

혈전이란 혈관 안에서 피가 굳은 덩어리로 혈액 순환을 어렵게 한다. 우리나라에서 두 번째로 높은 사망 원인은 뇌졸중 중풍인데 뇌졸중의 원인은 뇌출혈과 뇌혈전 두 가지로 나누어진다.

그 중 우리나라 뇌졸중의 원인은 뇌출혈보다도 뇌혈전증이 더 많은 것으로 되어 있다.

그러니 고등어나 정어리 등 생선을 많이 먹을 것을 권하고 싶다.

고등어의 주성분은 단백질이지만 100g당 18.7g, 비타민이 많은 것이 특징이다. 비타민 D가 100g당 330I.U가 들어 있고, B_1이 0.12mg, B_2가 0.16mg 들어 있다.

고등어의 맛 성분은 히스티딘이라는 아미노산 때문인데 이 히스티딘 효소 작용에 의하여 분해되기 쉬우며, 유해물질인 히스타민이라는 물질로 변한다.

히스타민은 두드러기, 복통 등의 원인이 되며 특히 알레르기성 체질인 사람에게 알레르기를 일으키는 원인이 되니 주의해야 한다.

전기냉동업이 발달되지 않았던 예전에는 고등어 때문에 식중독에 걸리는 예가 적지 않았다.

성인병의 예방에는 꽁치

그까짓 꽁치라고 우습게 보지 말고 식탁에 많이 올려서 체력을 증진시키면 한여름의 무더위도 거뜬히 이겨낼 것이다.

앞에서 말했듯이 육류는 콜레스테롤이 많이 들어 있어 동맥 경화증·심근경색증, 뇌경색증 등의 원인이 된다.

이와 반대로 생선은 동맥경화성인 혈전을 유발하는 확률이 적은 것으로 알려져 있다.

이런 사실이 알려지기 시작한 것은 1970년대 덴마크의 다이아베르그 박사에 의해 다음과 같은 사실이 발견된 후부터이다.

북극의 그린랜드 지방에 사는 에스키모인들은 곡식, 채소·과일 등은 거의 먹지 않으며 생선·물개·해표바다표범, 바다사자 등을 주로 먹고 산다.

이런 것들은 영양학적으로 보면 고지방이며 지방에 의하여 섭취하는 칼로리가 총 칼로리의 35~40%에 이르고 있다.

그렇게 지방 섭취가 많은데도 불구하고 심근경색이나 뇌경색 등이 아주 적다는 사실과 그런 에스키모인들이 덴마크에 와서 살면서 덴마크 음식을 먹으면 동맥 경화성 질환이 덴마크인과 같이 많아진다는 사실 등으로 미루어 음식과 밀접한 관계가 있을 것이라는 추측을 하게 되었다.

그래서 혈청의 지질을 조사해 보았더니 에스키모인들은 지방분이 많은 음식을 먹는데도 불구하고 혈액 속의 콜레스테롤 및 중성지방의 양이 적으며, 콜레스테롤 중에서도 동맥 경화의 원인이 되는 LDL[저비중低比重 리포프로테인]이나 VLDL[초저비중超低比重 리포프로테인]이 적고, 동맥 내벽에 달라붙지 않고, 동맥 경화증을 일으키지 않는 HDL[고비중高比重 리포프로테인]양이 많다는 것이 알려졌다.

좀더 알아보기 위해 리포프로테인을 구성하고 있는 지방산을 조사해 보았더니 에스키모인들은 '에이코사펜타엔산EPA' 이 많은 반면, ' 아라키돈산AA' 이라는 지방산이 적다는 사실을 알아냈다.

결국 혈액 속에 EPA의 양이 많든가, AA의 비율이 적어질수록 혈액의 응집성이 적어져서 혈전을 만들기 힘들며 따라서 심장 질환이나 뇌졸중이 발병하지 않는 것이다.

그 결과 EPA가 많은 생선은 정어리가 약 1%, 꽁치가 0.83%, 다랑어 참치의 붉은살에는 1.06%, 흰살에는 1.83%나 들어 있다.

일반적으로 등푸른 생선에는 약 1%의 EPA가 들어 있다고 생각하면 된다.

요즘은 더 나아가서 EPA만을 뽑아내 고지혈증 환자에게 투여하는 연구가 진행되고 있다.

간단히 결론을 말하면 생선, 그것도 될 수 있으면 정어리나 꽁치처럼 등에 푸른색이 있는 생선을 많이 먹으면 고혈압에 의한 중풍과 심장마비를 예방 또는 치료할 수 있다.

또 하나 어류가 건강에 좋은 이유는, 핵산이 많이 들어 있기 때문이다. 핵산은 세포핵을 구성하고 있는 물질이며 이것이 모자라면 세포의 재생능력이 저하되어 피부나 혈관의 노화가 빠르며 따라서 노화를 막으려면 핵산이 많이 들어 있는 식품을 먹어야 한다.

꽁치는 단백질과 지방질이 다른 생선보다도 훨씬 많으며 비타민 A, D, 니코틴산 등이 비교적 풍부하다.

꽁치에서 한 가지 주의할 점은 통풍通風이나 요산尿酸 대사이상代謝異常으로 관절이 붓고 쑤시는 병에는 꽁치를 많이 먹지 않는 것이 좋다.

그러나 꽁치는 영양이 풍부하기 때문에 그까짓 꽁치라고 우습게 보지 말고 식탁에 많이 올려서 체력을 증진시키면 한여름의 무더위도 거뜬하게 이겨 낼 수 있다.

Point
건강을 위한 명언 13

만족과 불만족이 건강에 미치는 영향은 매우 크다.

저혈압에 알맞은 식사법

저혈압일 경우 고단백, 고칼로리의 식사를 하여
충분한 에너지를 공급하는 것이 필요하다.

이렇다 할 병이 없는데도 몸이 약해 원기가 없는 사람들이 있다.

그런 사람들은 언제나 손발이 차갑고 전신이 나른하며 머리가 무겁고 잠을 자도 잔 것 같지 않으며 식욕이 없고 소화도 잘 되지 않고 운동을 하면 가슴이 두근거리고 숨이 가쁘다.

그런 사람들은 보통 사람보다 혈압이 낮은 경우가 많다.

특별한 이유 없이 체질적으로 혈압이 낮은 것을 본태성저혈압이라고 하고, 여러 가지 원인에 의한 빈혈·심장병·기관지천식·폐결핵·부신, 또는 갑상선의 기능저하 등으로 생기는 저혈압을 속발성 저혈압이라고 한다.

저혈압도 영양 부족·편식·위하수 등의 증상이 있는 사람에게 생기기 쉬우므로 운동과 영양분을 적극적으로 섭취해 체력을 기르고 몸을 단련하는 것이 필요하다.

저혈압 식사로는 고칼로리, 고단백질의 식사를 섭취하며 충분한 에너지를 공급하도록 하는 것이 필요하다.

일반적으로 저혈압인 사람은 식욕이 없으며 빈혈기가 있는 사람이 많으므로 위장을 튼튼히 하여 잘 먹는 것이 필요하며, 대체로 하루에 섭취하는 열량은 2,400kcal, 단백질 90~100g, 지방 50~60g 정도가 적당하다.

단백질은 육류·생선·계란·우유·유제품 등과 콩류가 적당하다. 육류에는 단백질 외에 지방분도 많이 들어 있어 좋지만, 중년 이후에는 동물성 지방 섭취를 많이 하면 동맥경화증이 될 염려가 있으니 식물성 기름을 많이 이용하도록 하는 것이 좋다.

Point
건강을 위한 명언 14

만일 당신이 확실한 건강을 가지고 있다면, 당신은 무슨 일이든지 할 수 있는 튼튼한 기초를 세우고 있는 것이다.

저혈압에 좋은 인삼

저혈압은 높여 주고 고혈압은 낮춰 주는 작용을 할 뿐만 아니라
혈액 순환을 도와주고 위장을 튼튼하게 해준다.

　　높은 혈압은 모든 성인병의 원인이 되기 때문에 손을 써야 하지만 저혈압은 특별한 증상이 없는 한 병이라고 할 수 없는 경우가 많다.

　그러나 혈압이 낮으면서 기운이 없고 손발이 차고, 쉽게 피로해지며, 두통·어지럼증이 있는 경우에는 특별한 원인에 의한 빈혈이 아닌가 진찰을 받아 볼 필요가 있다.

　혈압이 낮을 경우 일반적으로 무기력하며 근육·소화 기능 등이 약하고 자율신경실조증 등이 있는 경우가 많다.

　특히 젊은 여성 중에 활기가 없는 사람이 저혈압이기 쉽다.

　심장의 활동을 활발하게 해 주고 혈액의 순환량을 증가시켜 주는 식이 요법으로 체력을 향상시켜 주고 적당한 운동으로 소화 기능을 활발하게 해 주어 여성인 경우는 생리불순을 고치도록 하는 것도 필요하다.

　알코올성 음료를 약간 마시면 식욕 증진이 되고 혈액 순환이 좋아져 혈압을 높여 주는 경우도 있지만, 도리어 가슴이 두근거리고 여러 가지 부작용이 있는 사람에겐 적당치 않으며 음식을 짜게 하여 소금 섭취량

을 많게 하면 혈압이 올라가지만 저혈압을 고치려다 진짜 고혈압이 될 우려가 있기 때문에 절대로 안 된다.

비타민 중에서 B_1과 E가 부족하면 혈압이 낮아진다. 그러므로 B_1과 E가 많이 들어 있는 현미, 보리쌀·콩기름·계란·고구마·땅콩 등을 먹도록 하면 좋다.

일반적으로 입이 짧아 식사량이 적고 편식을 하는 사람에게 저혈압이 많으니 식성을 고쳐서 육류소고기·돼지고기·닭고기·간를 많이 먹도록 하고 이런 육류를 조리할 때에 마늘·파·표고버섯·콩나물·셀러리·참기름 등을 많이 넣는 것이 좋다.

인삼을 계속해서 달여 마시는 것이 저혈압에 좋다.

인삼은 저혈압은 높여 주고 고혈압은 낮춰 주는 작용을 할뿐아니라 혈액 순환을 좋게 하고 위장을 튼튼하게 하며 손발을 따뜻하게 하는 강장효과가 있다. 말리지 않은 인삼수삼을 썰어서 꿀에 섞어 먹는 것도 좋다. 인삼에 대추를 넣어 끓이면 맛이 좋아져서 더욱 좋다.

닭에도 인삼을 넣어 삼계탕을 만들어 먹어도 빈혈과 저혈압에 식보가 된다.

Point
건강을 위한 명언 15

무엇이 유익이 되며, 무엇이 해가 되는지를 자각하는 것이 건강을 유지하는 최상의 물리학이다.
― 베이컨

당뇨병 예방에 좋은 옥수수 수염

옥수수 수염 100g에 돼지 췌장 1개로 만드는 저이탕이 최고

　　옥수수는 남아메리카 잉카 제국의 유적 중에서 발견된 것으로 보아 유사 시대 이전부터 재배된 것으로 보인다. 우리나라에는 17세기에 전래되었다.

　　초여름부터 나오기 시작하는 삶은 옥수수나 초가을의 군옥수수는 우리나라를 대표하는 계절 풍물이라고 할 수 있다.

　　옥수수는 맛도 좋고 영양도 좋지만 그보다도 주목되는 것은 이뇨작용과 당뇨병을 예방 또는 치료하는 효과가 있다는 것이다. 옥수수를 삶아 먹거나 옥수수 알을 한 움큼 물에 달여 마시면 소변이 잘 통해서 임신 중의 부기·각기·방광염·요로결석·임질· 등에 좋다.

　　그보다 옥수수 수염 말린 것을 하루에 약 8g 정도 달여서 마시면 더욱 확실하다. 만약 수염만 달인 것을 마시기 힘들면 감초를 조금 넣어 끓이면 좋다.

　　중년 이후가 되면 사회적 지위도 안정이 되고 미식을 하는 반면에 운동 부족이 됨으로써 당뇨병이 될 요인도 많아진다.

당뇨병이 생기면 더욱 곤란한 것은 남성의 약 30~40%가 성욕감퇴를 초래한다는 사실이다.

왜 그렇게 되느냐에 대해서는 당뇨병성 신경장해설 성기에 분포되어 있는 신경이 당뇨병 때문에 침범되어 맥을 못쓰게 된다는 설, 연령설 당뇨병이 생기는 나이가 생리적으로도 성욕이 감퇴되는 연령이라는 설, 호르몬 결핍설 등 여러 가지가 있어 아직 분명치 않지만 약해지는 것만은 사실이다.

그런 때에 다음과 같은 저이탕을 만들어 먹기를 권하고 싶다. 재료는 옥수수 수염100g 말린 것을 30g, 돼지 췌장이장 1개 이 재료들을 뚝배기나 약탕기에 넣고 물을 충분히 부은 다음 약한 불로 오랜 시간 끓여서 한 공기 정도로 줄었을 때 짜서 마시면 된다.

장시간 복용해도 부작용이 없으며 가벼운 당뇨병은 약 1개월이면 완쾌된다고 한다.

가래를 삭혀 주고 고혈압에 좋은 해파리

과거엔 항생제 대신 사용하기도

바다에서 배를 타고 지나가다 보면 반투명하고 둥근 공처럼 생긴 것이 떠다니는 것을 볼 수 있다. 위는 우산처럼 되어 있고 아래는 넌출 넌출한 꼬리 같은 것이 많이 달려 있다. 크기는 지름 50cm쯤 되는 것이 보통이지만 작은 것 큰 것 종류가 다양하다. 건져 내어서 소금이나 백반으로 절이면 수분이 모두 빠져서 껍질 모양으로 된다.

이것을 썰어서 식초·간장·설탕·참기름 등으로 무쳐서 냉채를 만들어 먹는데 중국 요리에서 많이 사용한다. 해파리를 한자로는 수모水母, 수목水目 등으로 쓰고 요리를 만들어 먹는 부분을 해철피라고 한다.

동물학상으로 강장동물의 일종이다. 영양분은 많지 않지만 씹히는 맛이 독특하여 술안주로 적당하며 가래를 삭히는 약효가 있다고 되어 있다. 요즘은 항생제가 있어 걱정이 없지만, 옛날에는 피부에 균이 들어가서 생기는 단독은 자칫하면 생명을 빼앗는 무서운 병이었다.

이때 해파리를 부은 곳의 크기에 맞게 잘라서 환부에 붙이고 붕대로 싸매어 두면 통증이 멎고 시원하며 염증이 가라앉는다고 하여 사용되었다. 해파리 요리는 김·미역·조개관자·홍합 등과 마찬가지로 고혈압인 사람에게 좋다고 되어 있다. 특히 비만으로 몸이 무겁고 운신하기 힘들며 일어나나 누우나 가래가 목에 걸려 답답증을 느끼는 사람에게 가래를 삭히는 작용이 있다고 되어 있다.

우리가 무심코 먹는 음식도 이렇게 따지고 보면 음식이면서 약이 되는 것이 적지 않다.

이와 같이 음식이면서 약이 되는 것을 식약일체食藥一體라 하는데 가장 이상적인 약이라고 할 수 있겠다.

해파리젓갈의 분석표를 보면 100g당 열량은 32kcal로 보잘것없고 단백질이 5.5g, 탄수화물이 2.5g밖에 안 되나 회분은 25.0이며 칼슘이 36mg, 인 263mg, 철 10.0mg 등으로 되어 있다.

해파리를 썰어서 무와 같이 끓여 먹는 방법도 있다. 해파리는 씹히는 맛이 딱딱하여 소화가 잘 되지 않을 것 같으나 위에 들어가면 위액에 쉽사리 녹기 때문에 소화가 잘 된다.

Point
건강을 위한 명언 16

병든 제왕보다는 건강한 구두 수선공이 더 훌륭한 사람이다.

– 비거스탑

암을 예방하고 뇌 기능을 도와주는 식품

암을 예방하는 식품

어떤 음식을 먹어서 건강해지고 정력이 강해지는 것도 좋지만, 오늘날 우리가 가장 두려워하는 암을 음식물로 예방할 수 있다면 얼마나 좋겠는가.

발암성 물질이 들어 있는 식품을 먹어서 암이 되는 경우도 있겠지만 인체에 필요한 물질이 결핍됨으로써 몸의 저항력이 약해져서 암이 생기는 경우도 있을 것이다. 그와 같은 결핍을 예방하면 암도 예방하는 것이 되지 않겠느냐는 이론이 되겠다.

첫째, 우유를 많이 마시는 사람일수록 암 발생률이 적다는 통계가 나와 있다. 위궤양을 치료할 때도 우유를 마시면 좋은데 우유가 위에 생긴 상처를 아물게 하는 작용이 있기 때문에 그런 작용이 위암 예방에 도움이 되는 것이다.

둘째, 표고버섯이 항암 작용이 있는 것 같다는 보고는 오래전부터 있었다. 표고버섯이 암세포 증가를 억누르며 유방암, 자궁암 등의 수술 후 재발을 막는다는 것과 혈액암이라고 할 수 있는 백혈병에 효과를 나타냈다는 것이다.

셋째, 토마토 · 셀러리 · 옥수수 · 귤 · 연근 등 과일이나 채소가 암의 역학 조사에서 암 예방에 좋다는 것이 알려지고 있다. 채소는 섬유소를 많이 함유하고 있어 변비를 예방하고 담즙 스테로이드에 흡착하기 때문에 대장암을 예방한다. 암은 혈액이 산성화 되었을 때 진행이 촉진되므로 알칼리성 식품이 그래서 좋은 것이다.

넷째, 알로에는 예부터 동 · 서양에서 정식으로 의약품 구실을 해온 것이므로 오늘날 많은 사람들 입에 오르내리는 민간 요법과는 다르다. 위궤양, 십이지장궤양에 치료 효과가 있으며 암에 대해서도 예방 또는 억제 효과가 있는 것으로 인정되고 있다.

다섯째, 마늘은 위장에 좋아 소화를 도우며 강장제가 되는데 마늘의 성분인 알리신이 암세포의 증식을 억제하는 작용이 있다는 것이 동물 실험에서 나타나고 있다.

암을 예방하는 표고버섯

표고버섯의 성분이 인체의 세포와 작용해
인터페론이라는 물질을 만들어내는데 암치료제로 사용된다.

　우리나라에는 없지만 멕시코 등에서 나는 버섯 중에서 환각 작용을 일으키는 성분이 들어 있어 일부러 종교의식 때 나누어 먹는 경우도 있다고 한다.

　이와 같이 버섯의 종류가 많아 독버섯과 식용버섯을 철저히 감별하여야 하고 또 말굽버섯은 오늘날 암을 치료하는 효과가 있다고 해서 일본에서 크게 주목을 끌고 있다.

　가을철로 접어들면서 향긋한 송이버섯의 풍미는 천하일품이라고 할 수 있겠으나 워낙 값이 비싸 양식 송이버섯은 몰라도 야생종은 구하기 힘들다.

　중국에서는 버섯이 들어가지 않는 요리가 손꼽힐 정도로 버섯을 많이 사용한다. 가장 흔히 사용하는 식용버섯은 표고버섯이다.

　옛날부터 장수식품으로 알려져 왔고 우리나라에서도 제주도나 설악산을 다녀오면 버섯류가 선물로 딸려오게 마련이다.

　옛 문헌을 보면 표고버섯의 약효를 "無毒 · 益氣 · 不飢 · 治風 · 破

血"이라고 쓰여 있다. 즉 아무리 먹어도 독성이 없고 사람의 원기를 보하며 먹으면 영양이 되고 풍을 없애주어 고혈압을 예방하고 혈액 순환을 잘 되게 해 어혈이 생긴 것을 없애 준다는 것이다.

과연 그런 효과가 있을까 하여 과학적인 연구가 활발하게 이루어진 결과, 예부터 전해 내려오는 효과가 틀림없다는 것이 증명되었다.

동물실험에 의하면 담즙·배설 촉진 작용, 당뇨 감소 작용, 생체의 항균력 증대 작용, 비타민 D의 작용 등이 있음을 알 수 있다.

또한 최근 연구에 의하면 동맥 경화증을 일으키는 콜레스테롤에 대해 대사 촉진 작용이 있어 혈중 농도를 조절해 준다는 것이 증명되고 있다.

중국 요리에서는 육류와 기름을 푸짐하게 쓰는 관계로 콜레스테롤이 걱정 될 텐데 표고버섯을 같이 쓰기 때문에 그런 걱정이 없다고 한다.

오늘날 표고버섯이 암 또는 독감의 예방 및 치료 효과가 있다고 발표되고 있는데 그와 같은 작용이 생기는 메커니즘이 흥미롭다.

즉 표고버섯의 성분이 인체의 세포에 작용해 인터페론이라는 물질을 만들어 낸다는 것이다. 그런 작용을 인터페론 인듀서Interferon in ducer 역학이라고 한다.

인터페론은 암 치료제일 뿐만 아니라 모든 바이러스병의 특효약으로 각광을 받고 있는 물질이지만, 아직도 만들어내는 방법이 대중화되지 못해 일반에게 쉽게 공급되지 못하고 있다.

그런데 표고버섯을 먹으면 우리 체내에서 저절로 인터페론이 생긴다니 그런 좋은 일이 어디 있겠는가.

표고버섯에는 글루타민산·알라닌·로이신 등 아미노산이 많이 들어 있는데 이 성분들이 바로 조미료의 성분이고 보면 표고버섯을 넣은 국에 감칠 맛이 있는 이유도 수긍이 간다.

표고버섯을 다고多菰·화고花菰·향고香菰·북고北菰 등의 이름으로 부르기도 하며, 완전히 우산처럼 벌어진 것보다 아직 채 퍼지지 않은 것이 성분 함량이 더 많다.

요리를 만들 때는 일단 버섯을 물에 담가 불린 후 쓰게 마련인데 멜라닌 색소를 비롯해 여러 가지 유효한 성분들이 파괴되므로 먼지, 모래 등을 털어 버린 다음 살짝 씻는 정도로 하고 담갔던 물은 버리지 말고 국이나 찌개에 넣어 이용해야지 진국을 버리고 찌꺼기만 먹는 결과가 되어서는 안 되겠다.

수면은 피로한 마음의 최상의 약이다.　　　　　　　　－세르반테스

위암과 성인병을 예방하는 감자
산성 식품인 쌀밥 위주의 식탁에 알칼리성 식품인 감자를 많이 올려놓도록

감자라고 하면 감자국, 감자떡 등이 연상되는 우리나라의 가장 토속적인 식품으로 생각되지만 우리 고유의 것이 아니고 외국에서 전래된 식품이다.

조선조 순조 무렵에 중국 또는 서양 사람들이 감자를 전해 온 것으로 되어 있으니 따져 보면 150년 정도의 역사밖에 안 된다.

아메리카 신천지를 발견한 콜롬부스가 가지과 식물 두 가지를 유럽에 가져왔는데 하나는 사람을 먹여 살리는 가장 소중한 식량이 되는 감자였고, 또 하나는 사람의 건강을 해치는 담배였다.

이 두 가지가 모두 전 세계의 사람을 사로잡아 하나는 건강을, 또 하나는 병을 주고 있다는 것은 기이한 인연이라고 아니할 수 없다.

요즘 한편에서는 담배를 끊는 추세가 전 세계적으로 퍼지고 있는 것과 때를 같이하여 감자를 매일 한 개씩 먹으면 모든 성인병을 물리칠 수 있다는 것이다.

더욱이 감자는 구황식물로도 큰 역할을 해왔다.

흉년이 들었을 때 감자가 지구상에서 지금까지 얼마나 많은 사람을 구해 왔는지 헤아릴 수 없다.

감자는 영양분이 균형 있게 들어 있어 감자에 버터만 발라 먹고도 살 수 있으며 감자에 계란을 곁들이면 그야말로 영양 만점이다. 감자는 계란 또는 우유에 버금가는 영양분을 지니고 있다.

감자의 가장 큰 특징은 비타민 C가 많으며 100g당 15mg, 칼륨도 많아 소금 섭취량이 많거나 동물성 식품을 많이 섭취해 체내의 나트륨이 많아졌을 때 그것을 배설시켜 혈압이 오르는 것을 예방한다.

또한 감자에 들어 있는 비타민 B_6, 판토텐산 등은 임파림프를 우리 몸에서 만들어 내는 데 없어서는 안 될 영양소이다.

임파는 백혈구의 약 1/3을 차지하는 성분인데, 이것이 이를테면 몸의 파수병 또는 방위군 같은 역할을 해 체내에 병균이 침입하거나 이상 세포가 생기면 그것들과 싸워서 증식되는 것을 막는 작용을 한다.

비타민 C는 점막을 강화하는 작용이 있으므로 위점막을 튼튼하게 하면 위암이 생기기 힘들게 된다는 논리가 된다.

감자는 흰쌀과는 비교가 안 될 정도로 판토텐산과 비타민 B_6가 많이 들어 있다 판토텐산은 백미의 약 3배, B_6은 약 20배.

한 가지 주의할 점은 감자를 저장해 둘 때 싹이 돋아나는 수가 있는데 그 싹에 솔라닌이라는 알칼로이드가 들어 있어 독성이 있기 때문에 눈을 도려내고 먹어야 한다는 것이다.

그렇지 않아도 우리의 식생활이 산성 식품인 쌀밥 위주여서 그로 말미암아 모든 성인병의 원인이 되고 있는데 알칼리성 식품인 감자로 어느 정도 막을 수 있다.

남미 페루의 산간 지방에서는 감자를 겨울에 얼렸다가 햇볕에 녹인 후 찧어서 수분을 빼낸 다음, 말렸다가 가루로 만들어 식량으로 한다고 한다.

분말감자로 식사를 만들어 먹으면 설사를 멈추게 하며 결핵을 낫게 하고 여성의 성욕을 증진시켜 불임증이 없어진다고 한다.

일본에서는 쌀을 적게 먹고 감자, 보리 등의 식량으로 혼식을 한다고 한다. 그래서 좁은 국토에 인구가 1억 2천만이나 되면서도 쌀이 남아 수출을 하는 판인데 우리는 겨우 자급자족을 하고 있다. 이런 견지에서도 매일 한 개씩 감자를 먹는 것을 생활화하면 좋겠다.

Point
건강을 위한 명언 18

음식을 알맞게 섭취하라. 그러면 그대는 건강할 것이다.
― 프랭클린

뇌세포를 활발하게 하는 호두

신경쇠약인 경우에는 매일 2개씩 3개월 정도, 불면증인 경우에는
매일 3개씩 1개월 정도 먹으면 좋다. 영양의 과잉 섭취가
동맥 경화증·당뇨병·심장병의 원인이 된다.

　　기차를 타고 천안 근처에 이르면 차 안에서 호두과자를 파는 사람을 쉽게 볼 수 있다. 호두가 강장, 강정 작용이 있어 정력이 약한 사람에게 좋다는 것은 알려져 있지만 뇌세포를 활발하게 하는 건뇌식품健腦食品이라는 것을 아는 사람은 적다.

　　신경쇠약이나 불면증에 효과가 있어 신경쇠약인 경우에는 매일 2개씩 3개월 정도 먹으면 되고, 불면증이 있는 사람은 매일 3개씩 1개월 정도 먹으면 효과가 나타난다고 한다.

　　중국에서는 예부터 정초나 명절 때에 아이들에게 호두를 선물로 주는 관습이 있는데 어린이들의 머리가 좋아지라고 주는 것이라고 한다. 기억력을 좋게 해 주기 때문에 시험준비를 하는 자녀들에게 간식으로 줄 만하다.

　　또 호두의 지방은 리놀산을 비롯한 불포화지방산으로 되어 있기 때문에 동맥 경화를 예방하는 작용이 있어 성인병 예방에 좋다고 할 수 있다.

　　호두의 성분은 식물성 지방 40~50%, 단백질 15%, 탄수화물, 인이

것이 뇌를 좋게 한다, 칼슘, 철분 등이 들어 있다.

호두를 한자로 '胡桃'라고 쓰는데 익기 전에 껍질째로 있는 것을 보면 복숭아처럼 생겼고 호나라에서 중국으로 전래되었다고 하여 그런 이름이 생겼다.

호나라는 서역이라고 하여 현재의 중동 지방인데, 호두의 원산지는 페르시아 현재의 이란라고 되어 있다. 비타민 함유량도 풍부해 B_1, B_2, C, E가 많이 들어 있다. 비타민 E는 회춘비타민이라고 불릴 정도이다.

여성들이 먹으면 피부미용에도 좋다니 솔깃하지 않은가. 호두를 그냥 까서만 먹는다면 멋이 없기 때문에 호두로 만드는 영양식 호두락 胡豆酪 만드는 법을 소개한다.

호두를 까서 내피를 벗기고 물에 불린 쌀과 같이 갈아서 설탕을 넣고 끓여서 죽을 만든 것을 말한다.

이 호두죽은 중국의 유명한 서태후가 즐겼다고 하며, 머리를 맑게 하고 피부를 아름답게, 머리털이 빠지지 않고 윤기 있게 하는 효과가 있으며, 지방·단백질·비타민 등이 골고루 들어 있어 시험공부하는 자녀들에게 가끔 만들어 줄 만하다.

Point
건강을 위한 명언 19

안면 安眠은 깨어 있는 동안 수고에 대한 최상의 요법이다.

— 세르반테스

인스턴트식품보다는 사랑이 담긴 음식을

화학식품이 첨가된 인스턴트식품이 아이들을 난폭하게 한다는 보고가 발표되었다.

몇 년 전 미국의 상원의원 영양문제특별위원회에서 주목을 끄는 보고서가 발표되었다. 미국의 청소년들이 난폭해지고 부모의 말에 따르지 않는 것은 음식 때문이라는 것이다.

아이들이 화학물이 첨가된 가공식품을 즐겨 먹고 자연식품을 멀리 하는 데서 생긴다는 것이다.

그런 아이들에게 식품 첨가물 등 화학 물질이 들어 있지 않은 음식을 가정에서 손수 만들어 먹임으로써 성격도 고치고 머리도 좋아져서 공부를 잘 하게 되는 건뇌식健腦食의 역할도 한다는 것이 보고되고 있다.

그렇다면 그와 같은 자연식의 조건은 무엇일까.

첫째, 칼슘을 많이 섭취해야 한다. 우리의 식생활에서는 칼슘이 부족되기 쉽다. 특히 성장기에 있는 어린이들에게 더욱 심해 하루 필요량이 1,000g 인데도 불구하고 실제 섭취량은 약 절반 정도밖에 안 된다고 한다. 야채·해조류·뼈째 먹는 생선 등을 더욱 많이 섭취하도록 해야 한다.

둘째, 불포화지방산을 많이 섭취해야 한다. 질 좋은 식물성 기름, 즉 참기름·콩기름 등의 식물성 기름을 요리에 좀더 많이 써야 할 것이며 호두·땅콩·호박씨 등의 씨앗을 간식으로 먹는 것도 좋다.

셋째, 비타민 C를 많이 섭취해야 한다. 비타민 C를 충분히 섭취해야만 어린이들의 뇌신경 활동이 정상화되어 머리도 좋아지고 감기에 대한 저항력도 강해진다. 편식하는 애들이 설탕이 많이 들어 있는 과자·청량음료수·아이스크림 등을 많이 먹으면 충치, 근시 등이 생기기 쉽다.

Point
건강을 위한 명언 20

이리 저리 움직이는 것이 건강을 만들어 낸다. 건강은 사람을 돌아다니게 한다.
- 루터

감기 예방과 치료의 채식법

파를 찧어서 헝겊에 싼 뒤 목에 찜질을 하면 목이 아프고 기침이 날 때 좋다.

환절기가 되면 감기에 많이들 걸린다. 감기는 대체로 콧속과 인후가 먼저 침범을 당하여 콧물과 기침이 나면서 열이 나기 시작한다. 2, 3일 지나면 열도 내리고 차차 가래도 삭아서 낫기 시작한다.

결국 감기에 걸리면 1주일은 계속된다. 이것은 가벼운 감기의 경우이고, 병원성이 강한 바이러스에 의한 감기는 오한이 나고 온 몸에 신경통과 근육통이 생기며 열도 38°C 이상 올라가며 기침이 심하고 가슴에 통증이 있다.

편도선이 부어서 침을 삼킬 때 목도 아프다. 과일이나 야채를 많이 먹어서 비타민 C를 충분히 섭취하는 것도 필요하지만 육식은 좋지 않으며, 무우를 강판에 갈아서 꿀에 재웠다가 먹으면 기침에 좋다.

감기에는 땀을 내는 것이 필요한데 청주 한 컵을 따뜻하게 데운 후 달걀 노른자를 넣어 휘저어 만든 계란술이 좋다. 파를 뿌리째 넣어 콩나물과 같이 끓여서 생강을 갈아서 넣으면 더 좋다 마신 뒤 이불을 푹 덮고 자면 땀이 나고 열이 내린다.

미나리국도 좋다. 파를 찧어서 헝겊에 싼 뒤 목에 찜질을 하면 목이 아프고 기침이 날 때 효과가 있다.

감기라고 무턱대고 해열제를 쓰는 것보다 이런 자연 요법이 몸의 저항력을 증가시켜 준다.

Point
건강을 위한 명언 21

그대가 건강하다면 그대의 힘을 남을 위해 봉사하는 데 쓰도록 하라.

감기 예방엔 충분한 영양 섭취

평소에 비타민 A·C·E를 충분히 먹도록 한다.

아기들 중에는 오는 감기, 가는 감기를 모두 도맡아 거의 하루도 편한 날이 없는 아기들이 있다.

언제나 창백하고 보채는 아기는 자신도 괴롭겠지만 지켜보는 엄마나 아빠도 고달프고 걱정스러운 일이다. 영양 상태가 좋지 않은 아기가 감기에 걸리기 쉬우므로 영양분을 충분히 섭취시켜 주는 것이 무엇보다도 필요하다.

첫째, 비타민 A가 부족하지 않도록 해야 한다.
감기는 바이러스에 의해서 생기므로 목, 코 등 점막의 저항력을 강하게 해 주어야 한다. 이때 바이러스의 침입을 막아 주는 역할을 하는 것이 비타민 A이다. 비타민 A가 많은 음식으로는 간·장어·버터·치즈·계란 노른자·녹황색 채소·건시·고구마 등이 있다.

둘째, 비타민 C를 충분히 먹어야 한다.
추위나 더위 등 기온 변화에 저항력을 강하게 하는 데는 비타민 C가 절대적으로 필요하다. 야채, 과일 등을 충분히 먹고 감기로 열이 날 때에는 비타민 C 정제를 먹는 것도 좋다.

셋째, 비타민 E가 모자라지 않도록 해야 한다.

추위를 타는 어린이들은 조금만 추워도 얼굴이 창백해지며, 또 조금만 따뜻하면 얼굴이 금방 빨개진다. 이런 어린이들은 일반적으로 저혈압이며 혈액 순환이 좋지 않다. 비타민 E는 혈액 순환을 좋게 해 준다. 콩나물·녹두나물·땅콩·식물성 기름·시금치·양배추·소고기 등에 비타민 E가 많이 들어 있다.

넷째, 단백질과 지방분을 충분히 섭취해야 한다.

입이 짧아서 편식을 하는 어린아이들의 대부분이 저항력이 약하고 병에 걸리기 쉽다.

불규칙한 식사나 사탕·과자·청량음료수 같은 지나치게 단 것으로 군것질을 하면 할 수록 식욕이 떨어지고 편식이 되어 몸이 약해진다. 식욕이 없는 어린이들에게 올바른 식사를 하게 하려면 끈질긴 노력이 필요하다. 어린이뿐만 아니라 어른들의 식생활 개선에도 꾸준한 노력과 자기극복이 필요한 것이다.

기침 감기에 좋은 금귤

금귤 10개를 썰어서 설탕을 조금 넣고 물 400cc와 같이 끓인 후 뜨거울 때 마시면 좋다.

금귤金橘은 금감金柑·알귤·동귤童橘 등으로도 불리며 중국이 원산지이다. 요즘은 대추알만한 금귤을 쉽게 볼 수 있다.

귤이 생기다 만 것이 아닌가 생각할 수도 있으나 어엿한 귤 종류이다. 이 귤은 껍질을 까고 먹는 것이 아니라 껍질째로 씹어 먹는다. 향기롭고 시면서 약간 쓴맛이 있으며, 열매가 길쭉한 것을 긴알귤, 둥근 것을 둥근알귤 또는 동굴귤이라고 한다.

껍질째 먹는 것 외에 설탕에 절이거나 설탕을 넣고 끓인 것, 또는 술에 넣어 만든 것 등으로 다양하게 먹을 수 있다.

금귤 500g을 물로 씻은 뒤 통째로 설탕 200g과 소주 1.8*l* 를 섞어 넣어 약 2개월 간 어두운 곳에 저장해 두면 마시기 좋은 금귤술이 된다.

하루 한 번 밤에 자기 전에 소주잔으로 한 잔을 마시면 피로가 풀리면서 잠이 잘 온다. 기침을 하는 감기에도 매우 좋다.

금귤 10개를 썰어서 설탕을 조금 넣고 물 400cc와 같이 끓인다. 끓으면 불을 끄고 뜨거울 때 불면서 마시면 좋은 감기약이 된다.

특히 노인들의 겨울철 기침에 가장 좋다.

껍질에는 갈락탄·펜토잔·플라보노이드 등의 성분과 함께 비타민 C와 유기산이 많이 들어 있다.

가을이 깊어감에 따라 제주도산 귤이 거리에 나도는 것을 보는 것처럼 흐뭇한 것이 없다.

신혼부부들도 신혼여행에서 돌아올 때 금귤을 사 들고 와서 집안 어른들께 인사를 드리면 금귤의 향기처럼 흐뭇한 일 아닌가.

금귤뿐만 아니라 귤 종류 모두가 피로를 풀어주고 감기를 예방하는 효과가 있다는 것을 알려 주고 싶다.

감기와 부인병에 좋은 생강

치질이나 피부병이 있는 사람에게는 좋지 않다.

겨울철 감기 기운이 있을때 가장 먼저 생각나는 것이 생강차이다. 향긋하고 매콤한 맛이 일품이며 마시고 나면 몸 전체가 훈훈해져 감기 기운이 있어 으스스할 때 아주 좋다.

요즘은 먹을 것이 많아 그런 것을 먹지 않지만 지금 60, 70대들은 어렸을 때 편강을 먹었다. 생강을 얇게 썰어 설탕에 조린 뒤 말린 당속糖屬이다. 요즘 과자류에는 식품 첨가물이 많이 들어 있어서 색소·향료·감미료 등이 걱정되는데 비해 편강은 그야말로 소박한 자연식이다.

생강은 조미료로 많이 쓰이며 특히 생선조림에는 비린내를 없애고 식욕을 돋워 준다. 『신농본초경神農本草經』에 생강을 계속 먹으면 신명神明에 통한다고 쓰여 있다.

생강은 원래 아시아 열대 지방이 원산지인 듯하나 우리나라에도 옛날부터 중국을 통하여 들어와 재배되어 토착식물이 되었으며 현대 의학적으로 밝혀진 효능은 다음과 같다.

첫째, 식욕을 돋워 준다. 생강에는 소화액의 분비를 자극하고 위장의 운동을 촉진하는 성분이 있어 식욕을 좋게 하고 소화 흡수를 돕는다.

둘째, 생강은 식중독을 일으키는 균에 대해 살균·항균하는 작용이 있다.

셋째, 메스껍거나 속이 거북할 때 딸꾹질이 날 때 멈추는 작용이 있다.

넷째, 으스스 춥고 코가 막히고 두통이 나며 열이 있을 때 생강을 달여마시면 땀이 나고 가래가 삭는 작용이 있다.

다섯째, 몸의 컨디션이 좋지 않을 때는 체내의 수분조절이 잘 되지 않아 얼굴이 부석하게 붓는데 생강은 땀을 내고 소변이 잘 나오게 하여 부기를 빼준다.

여섯째, 몸을 훈훈하게 하여 냉감증·불감증·생리 불순 등을 고쳐준다고 한다.

이렇게 여러 가지 효과가 있지만 지나치게 먹으면 도리어 해롭다는 것을 밝혀 둔다. 치질이 있거나, 피부병이 생겼을 때도 좋지 않다. 생강차는 생강을 깨끗이 씻어 겉껍질을 긁어 버린 뒤에 칼로 얇게 썬것을 10~15g씩 물을 부어 은근히 끓여 1일 2,3회로 나누어 마시되 설탕이나 꿀을 넣어 마시거나, 대추를 넣어 달여 마셔도 좋다.

『국어사전』에 생강주·생강엿·생강장아찌·생강정과·생강초·생강즙·생강편 등이 실려 있는 것을 보면 옛 사람들이 평소 생강을 많이 사용했음을 알 수 있다.

생선의 비린내를 없애기 위해 생강을 넣을 때는 생선을 미리 끓인 다음에 생강을 넣고 끓이는 것이 좋다. 처음부터 넣고 끓이면 생선의 단백질과 생강 성분이 결합되어 냄새 없애는 작용이 떨어진다.

Point
건강을 위한 명언 22

근육의 운동을 잘 하여라. 그러나 신경은 언제나 적절히 써야 한다.

위장을 튼튼하게 하고 감기에도 좋은 쑥갓

쑥갓 한 줌에 행인 18g, 길경 15g을 달여서 하루 세 번에 나누어 마신다.

현대인이 옛 사람들보다 더 행복한 점은 한두 가지가 아니지만, 그 중의 하나가 신선하고 향긋한 쑥갓을 사시사철 먹을 수 있다는 점이다. 생선국이나 전골냄비가 끓어 갈 무렵에 쑥갓을 넣어 살짝 데칠 때 나는 맛과 향기는 천하일품이다.

쑥갓은 원래 지중해 근처 유럽이 원산지이며 중국을 거쳐 우리나라에 전래되었다.

중국 송나라 때의 본초책인 『가우본초嘉優本草』에는 이미 쑥갓이 약으로 올라와 있다.

우리나라에서 건너갔기 때문에 일본에서는 쑥갓을 고려국이라고도 한다. 잎사귀가 국화와 비슷하다고 하여 국菊자를 붙였고 우리는 향기가 쑥 냄새와 같다고 하여 쑥갓이라고 한다.

유럽에서는 쑥갓의 꽃을 보기 위해 심을 정도이다.

식욕 증진 · 변비 · 설사 · 감기 등에 효과가 있으며 옛 문헌에도 "심기를 편하게 하고 위장에 좋다." 고 쓰여 있다.

위장이 튼튼하지 못해 식욕이 없으며 소화도 잘 되지 않고 설사와 변비가 번갈아 생기는 사람에게 좋다.

불고기에 상추와 아울러 쑥갓이 나오는 것도 모두 이치가 있는 것이다. 감기 증세가 보일 때 된장국에 쑥갓, 파의 흰 밑동, 두부를 넣고 끓여서 먹으면 땀이 나면서 거뜬하게 된다.

좀 더 약효가 나게 하려면 쑥갓 한 줌에 행인杏仁 · 살구씨 깨뜨린 것 18g, 길경桔梗 · 도라지 말린 것 15g을 잘게 썰어서 섞은 후 물을 3컵 넣고 절반으로 줄어들 때까지 달인 다음 하루 세 번 복용하면 웬만한 기침 감기 또는 목이 아픈 데 효과가 있다.

녹즙을 내어서 마셔도 좋으며 겨울철 동상에 걸려 손발이 얼었을 때 녹즙을 바르고 마사지를 하면 좋다.

집뜰에 쑥갓을 심어 너무 자라서 먹을 수 없게 된 것을 말려 두었다가 헝겊주머니에 넣어 목욕탕 물에 담그면 향기도 좋고 혈액 순환이 좋아져서 신경통에 좋다.

감기에 좋은 식품

곶감가루 · 생강탕 · 마늘된장국 · 마늘무즙 · 마늘 · 꿀조림

늦가을에서 겨울로 바뀔 때쯤 되면 감기에 걸리기 쉽다. 한겨울 동안 감기 없이 지낼 수 있다면 얼마나 좋을까.

감기에는 특효약이 없다는 말이 있듯이, 직접 감기에 작용하는 약은 없고 감기 기운 때문에 생기는 증상을 가볍게 해 주는 약들이 있을 따름이다. 그런 목적이라면 우리가 흔히 먹고 있는 식품 가운데에서도 얼마든지 있다. 식품이 치료약이 된다는 것을 식약일체食藥一體라고 하는데 아무런 부작용이 없어 이상적인 약이라고 할 수 있겠다.

감기에 좋은 식품

:: **마늘된장국**
짜지 않은 일본식 된장과 찧은 마늘로 국을 만들어 뜨거울 때 마신다. 된장과 마늘의 양은 마시기 좋도록 적당히 조절한다. 마늘 대신 파를 넣어도 좋다.

:: **마늘 · 꿀조림**
마늘 1kg을 껍질을 벗겨 잘 씻은 다음 찜통에 넣고 찐다. 이것을 냄비에 옮겨 담

고 꿀 450g을 넣어 휘저으면서 조린다. 이렇게 만든 조림을 병에 담아 두었다가 감기 기운이 있을 때 하루에 1~3회 1, 2쪽을 꺼내 먹는다. 저혈압인 사람에게도 좋다.

:: 마늘무즙

무즙을 끓이면서 강판에 간 마늘을 섞어 마시면 재채기, 콧물 감기에 효과가 있다.

:: 생강탕

생강을 강판에 갈아서 설탕이나 꿀을 섞어 뜨거운 물을 부어 자기전에 마시면 가벼운 감기는 36계 도망을 치게 마련이다. 무즙을 섞어도 좋다.

:: 곶감가루

곶감 표면의 하얀 가루를 한방에서는 '시상'이라고 해 감기약으로 사용한다. 가루만 긁어내려고 할 것이 아니라 곶감을 통째로 뜨거운 물에 담갔다 마셔도 된다. 감꼭지를 따로 모아 두었다가 서너 개를 물에 넣고 끓여서 마시면 딸꾹질이 멎고 어린애들의 야뇨증이 낫는다는 것도 알아 두면 좋다.

손쉽게 만드는 감기약

❶ 칡뿌리를 달여 1, 2일 정도 따끈할 때 차 대신 마신다. 특히 심한 독감이나 설사가 있을 때 좋다.

❷ 호박 반쪽을 쪄서 2회로 나누어 따끈할 때 먹는다.

❸ 표고버섯을 1회 2, 3개씩 설탕 3순갈을 넣고 물 2홉으로 달여서 매일 식사 전에 2,3일 마신다.

❹ 묏대추씨(산조인)에 약간의 감초를 넣고 은근히 달여서 1일 2회로 3, 4일 간 복

용하면 특효가 있다. 특히 장기 복용하면 몸에 좋다.

❺ 다시마를 1회에 1근씩 달여서 1, 2일 간 차 대신 마신다.

❻ 우엉 날것을 먹기 좋게 만들어 하루에 1/3쪽씩 1, 2일 간 복용하면 효과가 좋다.

❼ 귤껍질을 말려서 1회에 5~10g씩 달여 설탕을 알맞게 넣고 2, 3일간 차 대신 마시면 효과가 좋다. 유행성 독감에 더욱 특효가 있다.

❽ 생강 3쪽, 파뿌리 3쪽에 물 3홉을 넣어 반으로 줄 때까지 달여 한번에 마시고 땀을 내면 특효가 있다. 특히 환절기에 감기를 예방코자 생강차를 즐겨 마시기도 한다.

❾ 연뿌리즙 1컵과 생강즙 반컵에 약간의 소금과 끓는 물 2컵을 넣고 휘저어 하루 2, 3회에 나누어 마신다. 가끔 마시면 몸에도 좋고 독감 예방에도 좋다.

❿ 파의 흰 줄기를 잘게 썬 반홉에 물 2홉을 반으로 줄 때까지 달여서 잠자기 전에 마시고 땀을 내면 특효가 있다. 유행성 감기에 더욱 좋다.

⓫ 매실로 만든 초를 1회에 소주잔으로 반잔씩 2, 3일 마신다

⓬ 양파 2, 3개와 명태 1마리를 끓여서 마신다.

⓭ 무 씨앗을 볶아서 가루로 만든 후 1회에 2숟갈씩 끓는 물에 하루에 수차례 타서 마시면 특효가 있다. 또한 무즙에 적당량의 물엿을 넣어 마시면 두통, 감기에 특효가 있다.

여성 건강에 좋은 식품

부인병에 좋은 홍화

호르몬을 조정하여 몸 전체의 대사 기능을 항진시켜 준다.

요즘 홍화유라는 식물성 기름이 몸에 좋아 성인병의 예방 및 치료제가 된다는 말을 자주 듣는다.

홍화유란 홍화라는 국화과 식물의 종자에서 만든 기름이다. 홍화는 '잇꽃' 또는 '홍람화' 라고도 한다. 꽃이 붉어 옛날 여인들의 연지로 사용되었다. 또 천을 염색하는 데도 사용하고, 음식물을 채색하는 식품 첨가물로도 사용되었다.

요즘처럼 인공합성염료를 식품 첨가물로 사용하는 것과 달라서 몸에 해롭지 않아 좋았다.

식품제조기술이 발달되는 것은 좋지만 제품을 만들다 보면 인공감미료·색소·향기 등 식품 첨가물을 넣어야 하는데 이를테면 필요악이라고 할 수 있겠다.

어느 나라나 식약청에서 비교적 해독이 적은 식품 첨가물은 인정하고 있으나 그런 식품 첨가물이면 얼마든지 먹어도 된다는 것은 아니고 되도록 자연식으로 하다가 불가피한 경우에만 그런 가공식품을 먹도록 해야 한다.

홍화유는 영어로 새플라워Safflower유라고도 하며 최근 식물성 기름 중에서 아주 좋은 것으로 주목을 받고 있다.

불포화지방산인 리놀산이 기름 전체의 70% 이상을 차지하고 있어 식물유 중에서 함량이 가장 많다. 리놀산은 체내의 콜레스테롤을 배출시켜서 동맥 경화증 및 고혈압을 예방 또는 치료하는 효과가 있다.

또 홍화는 예부터 한방에서 부인병의 가장 좋은 약으로 알려져 있다. 한방의 고전『금궤요략』이라는 책을 보면, 홍화는 부인병의 62종의 병과 뱃속의 혈액 순환이 잘 되지 못해 어혈 때문에 생기는 여러 가지 증상, 즉 복통·냉증·상기증의 기미·갱년기 장애·불임증·월경이상에 효과가 있다고 쓰여 있다.

현대 의학적으로 풀이하면 '호르몬을 조정해 몸 전체의 대사 기능을 항진시켜 주는 작용을 한다.' 라고 할 수 있겠다. 우리나라에서도 홍화를 많이 재배해 널리 활용했으면 좋겠다.

토코페롤이 들어 있는 배아미와 소맥배아유

성인병을 예방하고 노화를 막아 주는 토코페롤은 반드시 음식물로 섭취해야 한다.

실험실에서 연구할 때 사용하는 동물 중에 흰쥐가 있다. 흰쥐는 번식이 빠르고 깨끗하며 빨리 자라기 때문에 실험 동물로는 가장 편리하다.

흰쥐의 1년은 사람의 약 30년에 해당되기 때문에 흰쥐를 사용해 연구하면 사람에 대해서 여러 해 동안 연구한 것과 마찬가지 효과가 나온다.

흰쥐를 사육할 때 우유만 먹여 기르면 생식능력이 없어져서 임신을 못하게 된다.

그러나 우유에 소맥배아유를 소량 섞어 먹이면 번식력이 회복된다는 것을 알게 되었다.

1936년 미국의 에반스 박사가 소맥배아유 속에 들어 있는 성분을 연구한 결과 생식능력과 관계되는 성분을 분리하는 데 성공해 '토코페롤'이라고 이름을 붙였다.

토코페롤이라는 말의 어원은 그리스어로 '아기를 생기게 하는 알코올'이라는 말에서 왔다.

토코페롤은 화학적으로 알코올 부류에 속한다. 토코페롤이 생식능력과 관계가 있을 뿐만 아니라 노화를 방지하는 효과가 있다는 것이 알려지기 시작했다.

토코페롤은 항불임 작용이 있으나 인체 내에서 스스로 만들어 낼 수 없어 반드시 음식물을 통해 공급되어야 하기 때문에 비타민의 일종이라고 하여 비타민 E라고 이름 붙였다.

비타민 E의 작용은 주로 항산화 작용이다.

체내의 세포나 조직에서의 산화 작용이 빨라지면 혈액 중 지방산의 양이 늘어나 혈액이 응고되기 쉬워지고 혈전증이나 암의 원인이 되는데 이와 같은 산화 작용을 더디게 해주는 것이 결국 성인병을 예방하고 노화를 방지한다는 이론이다.

천연의 비타민 E군은 단일 물질이 아니라 토코페롤을 비롯해서 7종의 물질로 되어 있으며, 토코페롤도 알파 α· 베타 β· 감마 γ 등의 종류가 있다.

비타민 E의 작용을 요약하면

첫째, 세포와 조직에서의 산소 요구량을 감소시켜 혈액의 응고를 방지한다.

둘째, 모세관부지毛細管副枝의 혈액 순환을 좋게 하며 혈관을 확대시켜 준다.

셋째, 지방과 단백질 대사를 조정해 혈관을 보호해 준다.

비타민 E는 A · D · K 등과 더불어 지용성 비타민의 부류에 속하며 쌀 · 밀 · 보리 등의 배아 및 야채에 많이 들어 있다.

그런데 쌀을 찧어 흰쌀을 만들 때에 그 소중한 씨눈이 모두 떨어져 나가니 흰쌀을 먹는다는 것은 알맹이를 빼어 버리고 먹는 결과가 된다.

다른 지용성 비타민은 모두 축적 작용이 있어 많이 섭취하면 과잉 상태가 되어 부작용이 생기지만, 비타민 E는 그런 폐단이 없어 이를테면 다다익선인 셈이다.

옛 글의 "爽口之味 皆爛腸腐骨之藥." 이라는 것은 음식물을 가공하면 할수록 필요한 영양소가 달아나 결국 건강을 해치게 된다는 뜻이다. 무슨 음식이든 되도록 자연 그대로 제철에 난 것을 제때에 먹는 것이 건강식인데, 요즘은 보고 듣지도 못한 신기한 음식물을 찾아 헤매니 한탄스러운 일이다.

씨눈이 달린 종자를 먹는 것이 건강에 좋기 때문에 해바라기씨 · 호박씨 · 잣 · 현미 · 소맥배아유 등이 건강식품이 될 수 있는 것이다.

어느 미국 영양학자가 "최대의 자연 파괴는 고속정미기에 의해 이루어지고 있다." 고 한 말을 음미할 필요가 있다.

Point
건강을 위한 명언 23

의사를 부르기 전에 휴식 · 즐거움 · 절제節制의 셋을 위사로 삼아라.
－서양 격언

임신부의 건강식

영양의 과잉 섭취가 동맥 경화증·당뇨병·심장병의 원인이 된다.

　임신 중에 임신부가 섭취하는 음식물은 임신부 자신의 영양 확보에도 필요할 뿐만 아니라 자궁 속에서 자라나고 있는 태아에게 필요한 음식물도 아울러 먹고 있다는 것을 알아야 한다.

　음식물이 적당치 못하면 임신부 자신이 임신과 출산을 감당해 낼 수 없을 뿐만 아니라 출산 뒤의 회복 및 모유 분비에 있어서도 영향을 준다.

　태아의 발육이 정상적이지 못하면 태어나도 순조롭게 자라지 못한다는 것을 생각한다면 임신중의 음식물 섭취처럼 중요한 것이 없다.

　체중이 너무 늘면 임신중독증에 걸리기 쉽고 거대아가 되어 해산하기 힘들어지며, 당뇨증이 되기 쉬운 등의 지장이 생긴다.

　임신 중의 체중 증가는 8kg 정도가 적당하다고 되어 있다. 임신 중의 식생활은 균형 잡힌 영양이 필요한데 단백질·비타민·미네랄 등은 평소보다 많이 먹고 당질은 지나치지 않도록 해 체중을 조절하고 염분 섭취는 적게 해야 하는데 자세히 살펴보면 다음과 같다.

임신중의 균형잡힌 식생활

:: 단백질

태아를 형성하는 데 중요하다. 보통 때보다 2~3% 늘릴 필요가 있는데 우유 1잔과 계란 1개를 더 먹는다고 생각하며 육류·생선·치즈·콩제품 등을 많이 먹도록 한다.

:: 지방

식물성 지방을 주로 하여 하루 칼로리의 20% 정도를 지방으로 충당하는 것이 적당하다. 참깨·참기름·콩기름 등의 식물성 지방이 좋다.

:: 당질

밥·면류·빵 등의 주식 및 과자류는 너무 많이 먹지 않도록 하는 것이 좋다. 청량음료나 아이스크림도 너무 많이 먹으면 당질 섭취가 많아져서 체중이 늘어난다.

:: 비타민

임신 중에는 신진 대사가 활발하므로 비타민의 공급이 충분해야 한다.

되도록이면 음식에서 섭취하는 것이 좋고 그래도 부족하면 종합비타민제 성호르몬이 들어 있지 않은 것을 복용한다.

:: 미네랄

칼슘과 철이 많이 필요하며 칼슘은 우유·버터·치즈·해초·뼈째 먹는 생선·삶은 간·계란 노른자, 조개류에 많이 들어 있다. 소금은 되도록 적게 섭취해야 한다.

잉어가 무엇에 좋은가

임신중의 보신으로, 산후에 젖 잘 나오게 하는 음식으로,
여성의 불감증 치료제로 많은 사랑을 받는다.

중국 사람들은 잉어를 복스럽고 경사스러운 생선이라고 하여 연말 연시에 만들어 먹는 풍습이 있다. 잉어는 이위어왕鯉爲魚王이라고 하여 생선 중의 으뜸으로 치고 있다.

잉어의 생긴 모습만 보더라도 단정하고 늠름하며 복스럽게 생겼다. '鯉三十六鱗具六六之數 잉어는 머리에서 꼬리까지 잔등에 36개의 비늘이 배열되어 있어 6×6=36이라고 하여 육육어' 라는 별명도 있다.

중국의 황하 상류에 용문이라고 하는 급류가 있는데 잉어가 거기를 뛰어넘어 거슬러 올라가면 용이 되어 하늘로 올라간다는 설화가 있다.

잉어는 보기만 좋은 것이 아니라 맛도 좋으며, 건강식품 또는 정력제, 원기회복제로 널리 알려져 있다.

특히 임신 중인 여성의 영양제로, 또는 산후에 젖을 잘 나오게 하는 음식으로 애용되고 있으며 쇠약한 몸을 회복하는 데도 좋다. 또한 잉어를 고아 먹으면 남성에게는 정력제가 되고, 여성은 불감증이 없어진다니 잉어는 부부의 애정을 돈독하게 해 준다고도 할 수 있겠다.

잉어국을 끓일 때 구기자를 넣어 끓이면 더욱 좋다고 한다. 중국 설화에 90세가 되어서도 정력이 왕성한 노인이 있었는데 부인이 세상을 떠난 후에 다시 20세의 처녀와 결혼하여 아들을 낳았다.

그 노인이 평소에 즐겨 먹는 음식이 바로 잉어기자탕 鯉魚杞子湯이었다고 한다. 잉어를 끓일 때 구기자를 30g 정도 넣고 약한 불로 오랜 시간 고아서 양념과 간장·술·참기름 등을 넣어 먹으면 된다.

임신 중에 부종이 생기면 임신신 姙娠腎이라고 하여 위험한데 여기에도 잉어기자탕이 좋다. 그러나 부종이 있기 때문에 소금으로 간을 맞추어서는 안 된다.

며칠 먹으면 서서히 병이 회복되는데 구기자 대신에 팥과 귤껍질, 생강을 넣어도 부기에 좋다.

잉어를 요리할 때 내장은 떼내야 하는데 이때에 쓸개를 터뜨리지 않도록 해야 한다. 쓸개는 잉어담이라고 하여 약이 된다.

『동의보감』을 보면 "鯉魚膽, 靑盲明目 目熱 赤痛 療耳聾."이라고 하여 청맹과니녹내장를 고치고, 눈이 밝아지며, 눈의 염증, 충혈되어 아픈 데 좋으며, 귀가 먹어 잘 들리지 않는 데도 좋다고 쓰여 있다.

잉어의 살·눈알·이빨·뼈·창자·비늘·피 등도 각각 약용이 된다고 하니 잉어는 모두 약이 되는 셈이다.

빈혈을 예방하는 김

악성 빈혈을 치료하는 데 없어서는 안 될 비타민 B_{12}는 김에만 들어 있다.

자기 것이라고 무턱대고 좋다는 것이 아니라, 우리나라 음식은 생각하면 생각할수록 신기한 것이 많다. 외국에는 없는 우리의 독특한 음식 가운데 그런 신기하고도 합리적인 음식물을 우리 조상들이 어떻게 생각해 냈을까 하는 것이 적지 않기 때문이다. 이렇게 말한다고 해서 우리의 식생활이 영양학적으로 완벽하다는 뜻은 아니다. 우리의 식생활 중에 하루속히 고쳐야 할 점이 많은 것 또한 사실이다. 좋은 것은 더욱 장려하고 나쁜 것은 개선하는 것이 필요한데 우리 식탁에서 좋은 점부터 우선 보기로 한다.

첫째, 미역·다시마·김·말 등 해조류를 일상 생활에 많이 먹는 것은 세계에 자랑할 만하다. 세계적으로 유명한 일본의 장수촌에 대한 조사 결과에 의하면 장수조건 중의 하나가 해조류를 많이 먹는 것으로 되어 있다.

둘째, 우리의 발효식품인데 된장·간장·김치·젓갈 등이 비타민, 효소, 젖산균 등의 공급원으로 중요한 자리를 차지하고 있다.

> **셋째,** 콩으로 만든 음식이 많아 메주를 비롯해서 콩밥·콩국수·콩가루·콩비지·두부 등은 우리 식탁에서 빼놓을 수 없는 것들이다.

콩의 원산지를 중국이라고 하나 우리가 콩 음식을 많이 갖고 있는 풍습으로 보아 우리나라가 원산지가 아닐까 추측하는 학자도 있다.

채소에 밥과 반찬을 같이 싸서 먹는 쌈이라는 음식도 우리나라 음식의 특징이고, 도라지·더덕·고사리·취나물 등의 산채도 우리의 자랑이 될 수 있다.

우리의 약주·탁주·불고기 등도 푸짐한 우리의 식품이 아니겠는가. 이와 같은 우리의 고유 음식 중에서 김에 대해서 논해 보고자 한다. 김은 홍조류紅藻類의 해조를 말려서 종이처럼 만든 것을 말한다.

우리나라는 옛날부터 미역, 다시마 등을 귀히 여겼으며 품질이 좋은 것이 생산되었기 때문에 고려 때에 원나라 진상품 가운데에 미역이 들어 있었음을 알 수 있다. 사실은 그보다 더 앞서 신라 시대에도 우리나라의 미역이나 다시마 말린 것이 중국으로 수출되었다는 기록이 있다.

8세기에 저술된 『본초십유本草拾遺』라는 중국 약물학책을 보면 신라 사람들이 허리에 끈을 묶고 바닷속으로 들어가서 미역을 따왔다는 기록이 있는데, 우리나라 해녀의 전통도 결코 근세의 것이 아님을 알 수 있다.

김은 알칼리 식품의 대표이며 요오드·칼슘·인·비타민 A, B_1, B_2,

C 등이 풍부하게 들어 있고 특히 악성 빈혈을 방지하는데 없어서는 안 되는 비타민 $B_{1,2}$가 해조 중에서 김에만 들어 있다는 것은 주목할 만한 사실이다.

우리가 김을 먹는 것을 보고 서양 사람들은 블랙페이퍼를 먹는다고 착각할 정도로 서양 사람들은 전혀 해조를 먹을 줄 모른다. 그래서 우리는 요오드결핍증이 없는데 서양에는 요오드결핍 환자가 많아, 일부러 소금에 요오드나트륨을 섞어 먹는다.

이런 점을 보아도 서양 음식이 모두 다 좋은 것이라고 하여 우리의 식생활을 무턱대고 서구화시키는 것은 생각해볼 문제이다.

김은 일본인들이 매우 좋아하며 소중히 여기는데 임진왜란 때에 김 양식기술자를 우리나라에서 끌고 간 것이 일본의 김의 시초라고 되어 있다.

빈혈 예방과 치료에 좋은 시금치

시금치가 좋다는 것은 '뽀빠이' 만화를 봐도 알 수 있다.

이번에는 우리의 식탁에서 흔히 먹는 것인데도 좋으니 나쁘니 하는 시금치를 자세히 알아보기로 한다. 시금치처럼 영양에 좋은 채소가 없다고 믿어 왔는데 시금치를 많이 먹으면 신장이나 방광에 결석이 생긴다는 것이다.

시금치처럼 싸고 좋은 채소가 또 어디 있겠는가. 채소의 왕이라고 해도 지나친 말이 아니다.

비타민, A · B · C · D · E 다섯 가지가 풍부하게 들어 있고 특히 혈액을 보충하는 데 절대로 필요한 철, 엽산 및 비타민 C · B_2 등이 들어 있어 빈혈 치료에는 제일 좋은 채소이다.

빈혈은 여성에게 많은데 안색이 나쁘고, 피부에 윤택이 없으며, 모든 일에 신명이 나지 않아 나른하고, 손발이 차고, 가슴이 두근거리고, 조그만 일에도 놀라고 불안해하는 증상들이 빈혈의 증상이다.

시금치는 이런 사람에게 보혈, 자양제가 되고 혈액순환을 도와준다.

그런데 요즘 시금치 속에 들어 있는 수산蓚酸이 우리 몸 속의 칼슘과 결합되면 물에 녹지 않는 수산칼슘이 되기 때문에 결석이 생기며 칼슘도 부족하게 된다는 것이다.

틀린 말은 아니지만 지나치게 섭취하면 문제가 생긴다는 뜻이다. 매일 시금치를 2, 3kg씩 몇 달 계속해서 먹어야 문제가 되고, 또 우리는 옛날부터 시금치를 날것으로 먹지 않았다. 반드시 끓는 물에 데친 후 물에 담가 우려내어 먹기 때문에 수산이 모두 제거되는 것이다.

굳이 이야기하자면 시금치에는 히스타민이라는 성분이 미량 들어 있어 천식 발작을 일으키는 사람에게는 혹시 자극이 되는지도 모르겠다는 정도이다. 그러므로 조금도 나쁘게 생각할 필요 없이 시금치를 애용하도록 권하고 싶다.

비타민과 철의 함량을 따져 보아도 자라나는 어린이들에게 매우 좋다. 이와 같이 음식에 들어 있는 철분이나 비타민은 약으로 만든 것보다도 흡수가 더 좋아 효과가 크다. 오늘날 세계적으로 자연식이 유행되는 이유도 그런 데에 있다.

피부가 고와지는 음식

아름다워지려면 마음을 편안하게 갖고,
음식을 골고루 먹으며, 변비가 없도록 해야 한다.

　　원래 우리나라 여성들은 피부가 아름다운 것으로 유명했다. 피부가 아시아 사람들 중에서 가장 희고 살결이 고운데다 부드럽고 매끄러워서 일본 여성들이 우리나라 여성들의 평소 먹는 음식 가운데서 그 비결을 찾으려고도 했다.

　　그런데 요즘 여성들을 보면 모두 얼굴이나 몸맵시는 세련되고 멋이 있는데 피부를 자세히 보면 창백하고 거친 사람들이 많이 눈에 띈다. 짙은 화장 때문에 예뻐보이는 것이지 화장기 없는 맨얼굴은 혈색이나 살결이 엉망이다.

　　자극이 많고 스트레스 받는 현대생활 탓도 있겠지만 조미료인 설탕·식품 첨가물 등이 많이 들어 있는 가공식품을 불규칙하게 먹음으로써 영양섭취가 고르지 못한 것이 주된 원인이라고 할 수 있다.

　　얼굴의 아름다움이란 화장에 의한 꾸밈도 좋지만 그보다도 피부의 자연미가 제일이다.

　　"피부는 마음의 거울이다." 라는 말이 있다. 마음이 편안하면 얼굴의 혈색도 밝아지고 피부에 광택이 생기나, 근심 걱정이 있으면 얼굴이 엉망인 것은 말할 나위도 없다.

사랑을 하는 여성이 아름다워지는 것도 이런 데 원인이 있다. 또 "얼굴은 내장의 거울", "얼굴은 건강의 바로미터"라는 말도 있다. 건강이 나쁜데 피부가 온전할 수 있겠는가.

그래서 '관용찰색觀容察色' 이라고 하여 얼굴을 관찰하는 것이 그 사람의 건강 상태를 아는 데 가장 중요한 것이 되기도 한다.

그러므로 아름다워지기 위해서는 우선 마음을 평화롭게 지니고 근심 걱정을 하지 않는 것이 무엇보다도 중요하다. 어린이들의 피부가 보드랍고 고운 것은 어린이들의 마음이 무심無心 또는 무사기無邪氣하기 때문이다.

그 다음에 필요한 것이 건강 상태인데, 특별히 이렇다 할 병이 없으면서도 혈색이 나쁘고 피부가 거칠면서 기미, 주근깨, 주름살, 여드름 등이 생기는 가장 큰 원인은 음식의 편식에 있다.

입이 짧아 편식을 하는 사람치고 얼굴이 아름다운 사람이 없다. 육식과 채식 및 과일, 곡식 등을 골고루 먹는 식사가 미용의 기본이 된다. 또한 습관적인 변비가 절대로 없어야 한다. 매일 한 번씩 상쾌한 변통이 있게 하고 어떤 음식이 과연 미용식이 될 수 있는가를 알아보기로 하자.

미인이란 결국 "피부 한꺼풀의 문제이다." 라는 말이 있다. 피부가 예쁘면 사람 자체가 아름답게 보인다는 뜻인데 사실이 그렇다.

피부는 주로 단백질과 수분으로 되어 있기 때문에 피부가 탄력성이 있고 광택이 있으려면 무엇보다도 먼저 음식물 중에 단백질이 충분해야 한다. 계란, 우유, 치즈, 콩으로 만든 음식 등의 질좋은 단백질이 필요하다.

그 다음에 필요한 것은 우리의 체액이 산성화되지 않고 언제나 약알칼리성 상태를 유지할 수 있도록 해야 한다.

그러기 위해서는 흰쌀, 빵, 면류, 설탕이 많이 든 과자나 음료수를 많이 먹지 말고, 주식으로는 비타민과 미네랄이 풍부한 보리밥, 현미밥, 잡곡밥 등을 먹도록 한다. 보리나 현미를 먹으란다고 흰쌀밥에다 섞어서 전체를 맛없게 만들어 먹을 필요는 없다.

현미나 보리, 밀 등을 가루로 만들어 빵이나 죽을 만들어 먹는 것도 하나의 방법이 될 수 있다. 또한 팥밥이나 콩밥, 오곡밥, 잡채밥 등을 지어서 먹어도 되지 않겠는가.

피부를 희게 하고 윤기 나게 하기 위해서는 비타민 C가 필요하다. 귤이나 간, 녹황색 채소당근, 호박, 피망등을 많이 섭취하면 된다. 얼굴에 잔주름이 생기는 것을 막기 위해서는 판토텐산이라는 비타민이 필요한데 이것이 모자라면 정력이 떨어지고 피부가 노화된다.

판토텐산은 계란의 노른자나 탈지분유, 효모 등에 많이 들어 있으며 보리밥을 먹으면 장 속에서 만들어지기도 한다.

피부가 메마르고 거칠어서 고민하는 여성들이 있는데 비타민 A의 부족이 원인이다. 녹황색 채소를 많이 먹는 것이 좋으나 장어, 치즈, 간 등을 함께 먹으면 더욱 좋은데 칼슘이 많은 음식으로는 우유, 미역, 잔생선을 들 수 있다.

특히 미역을 우리 식탁에서 좀더 많이 이용했으면 한다. 젊은이들의 가장 큰 고민은 청춘의 심벌인 여드름이 생기는 것이다. 비타민 B류가 부족하면 체내에서 당질의 이용이 나빠져서 지방으로 변하게 되어 여드름의 원인이 된다. 현미밥, 효모, 간, 셀러리 등의 식품을 먹어 비타민 B류가 모자라지 않도록 하면 좋다.

피부의 탄력을 유지시켜 주는 점액질 음식
사람이 늙는 것은 혈관이 탄력성을 잃기 때문이다.

　　소꼬리를 푹 고아 만든 꼬리곰탕이나 소족과 사태를 넣고 끓여서 만든 족탕, 소무릎으로 만든 도가니탕 등은 보기만 해도 걸쭉하고 미끈미끈해서 먹으면 몸을 보하고 정력을 보충해줄 것 같은 느낌이 든다.

　　아닌게 아니라 아교질이 많이 들어 있는 미끈미끈한 음식이 정력제가 된다고 하여 중년기의 신사들이 피곤한 이튿날 꼬리곰탕이니 도가니탕 등을 즐겨 먹는데 그런 음식들이 과학적으로 몸에 좋다는 것이 알려지고 있다.

　　사람이 늙는 것은 혈관이 탄력성을 잃기 때문이다. 혈관을 형성하고 있는 세포들을 서로 연결시켜 주는 결합질이라는 물질이 부족하게 되면 혈관이 탄력성을 잃게 된다.

　　피부도 이와 마찬가지여서 나이를 먹을수록 건조해지며 탄력성이 없어지는 것은 피부세포를 연결하는 결합질이 줄어들기 때문이다.

　　결합조직은, 예를 들어 피부나 혈관에 상처가 생길 경우, 상처를 메우고 새살을 돋게 하여 재생시키는 작용을 한다.

사람이 늙으면 심장이 약해지는 것은 심장근육의 보충이 빨리 되지 못하기 때문이며, 동맥경화증이 되는 것은 혈관벽이 새로운 조직으로 되살아나지 못하기 때문인데 모두 결합조직의 부족으로 생긴다.

결합질은 아교처럼 끈적끈적한 물질인데 콜라겐, 콘드로이틴황산, 히알우론산 등의 세 가지 단백질을 많이 포함하고 있기 때문에 먹으면 피부나 혈관조직의 탄력성을 좋게 해준다.

생선 중에서도 뱀장어, 미꾸라지, 메기, 조개류특히 피조개의 몸은 미끈미끈한 점액으로 싸여 있는데 그런 생선도 역시 정력제라고 예부터 내려오고 있다.

그런 점액성분은 '무친' 이라는 물질 때문인데 단백질의 합성과 흡수를 촉진하는 작용을 한다.

미역, 다시마, 청각 등도 미끈한 점액이 있는데 칼슘, 요오드 등이 많이 들어 있어 고혈압을 낮추며 갑상선 호르몬을 만든다.

강장제로 좋다는 마를 강판에 갈면 끈적끈적해지는데 디아스타제를 비롯하여 각종 효소가 많이 들어 있어 몸에 이롭다고 한다. 표고버섯을 비롯한 버섯류도 미끈미끈한데 역시 혈압강하 작용과 콜레스테롤을 낮추어주는 다당질이 들어 있다.

아욱과 비슷한 오크라라는 야채에도 점액질이 들어 있어 혈압을 낮추며 당뇨병에 효과가 있다.

거친 피부를 매끄럽게 해주는 율무

당뇨병, 암, 고혈압 등의 성인병을 예방 또는 치료하는 효과가 있으며
무사마귀나 티눈이 말끔히 없어진다.

율무에는 재미나는 일화가 있다. 중국의 후한시대에 마원이라는 장군이 있어 남방지금의 베트남을 토벌하는데 큰 공을 세웠다. 풍토가 맞지 않는 남방에서 장병들이 건강을 유지하면서 잘 싸울 수 있었던 것은 거기서 생산되는 율무를 먹었기 때문이라고 한다.

율무를 중국 본토에도 보급시켜야겠다고 생각한 마원 장군은 개선할 때 율무를 마차에 가득 싣고 돌아왔다.

그러나 마원을 시기한 자들이 마원이 금은보화를 잔뜩 싣고 왔는데 혼자 차지하려고 상납하지 않는다고 모함하여 결국 처형당하게 했다.

그러나 마원의 덕택으로 율무가 중국에 전래되어 오늘날까지 중국 사람의 건강을 지킨다는 것이다. 율무는 쌀과 비슷한 영양가를 가지고 있어 쌀 대체곡식으로도 중요하지만 그보다도 당뇨병, 암, 고혈압 등의 성인병을 예방 또는 치료하는 효과가 있다.

아울러 이뇨작용이 있어 체내의 수분을 조절해주고 체내의 노폐물 축적을 막아주기 때문에 체중이 조절되고 신경통 등에 효과가 있다. 차로

마셔도 좋고 쌀과 섞어 밥을 지어 먹어도 좋고, 율무만을 오트밀처럼 죽으로 만들어 먹어도 그만이다.

폐결핵 환자의 영양식으로도 좋고 얼굴이나 다리에 부종이 생기고 황달이 있는 사람에게도 좋다.

건강식은 꾸준하게 오래 계속하는 가운데 좋아지는 것이지, 해열진통제처럼 하루 이틀 먹어서 당장에 효과가 나타나는 것이 아니다. 병이 생기는 것도 오랫동안의 원인이 쌓여서 되는 것처럼 건강을 쌓아 올리는 데도 꾸준한 노력이 필요한 것이다.

기미에 좋은 레몬

표백작용이 있어 기미 등의 색소를 환원시켜서 희게 해준다.

레몬은 감귤류의 일종이지만 추위에 약하기 때문에 주로 미국 서해안 지역이나 호주, 지중해 연안 등에서 생산된다.

성분은 다른 감귤류와 비슷하기 때문에 되도록이면 우리나라에서 생산되는 것을 애용하였으면 좋겠다.

레몬은 신맛이 강하기 때문에 보통 귤처럼 먹지는 않고 칵테일이나 주스 또는 얇게 썰어서 생선튀김 등의 서양 요리에 곁들이는 데 사용 된다. 신맛은 주로 구연산 때문이며 7% 정도 들어 있고, 비타민 C는 과즙 100g당 45mg이나 들어 있어 딸기와 더불어 비타민 C 과일의 왕이라고 할 수 있다. 새삼스럽게 말할 것도 없지만 비타민 C는 혈관의 저항력을 높이고 세포와 세포를 연결하는 결합조직을 튼튼하게 하여 피부를 매끄럽게 한다.

또 표백작용이 있어 기미 등의 색소를 환원시켜서 희게 해주기도 한다. 껍질에서는 레몬유라는 기름 성분이 생기는데 그 속에 비타민 C가 풍부하게 들어 있으며 모세혈관을 강하게 해주는 성분도 있다. 무기질인 칼슘도 꽤 많이 들어 있다.

레몬나무는 일년에 꽃이 세 번 피면서 계속 열매가 열리기 때문에 일년 내내 수확이 된다고 하니 신기하다. 집에서 레몬을 이용한 음료 만드는 법을 두세 가지 알아보자.

레몬을 이용한 음료

:: **허니 레몬에이드**

레몬껍질을 깐 후 즙을 내어 컵에 담고 레몬즙의 3배 가량의 냉수를 탄 다음, 꿀을 넣어 만든 음료인데 맛도 좋지만 피로 푸는데에 그만이다.

:: **와인 레몬스쿼시**

역시 피로회복에 좋은 음료인데 알코올 성분이 좀 들어가기 때문에 스트레스 해소에도 좋다. 유리잔에 레몬즙, 설탕, 차게 냉각시킨 탄산수를 넣은 후 적포도주를 젓지 말고 가만히 부어넣으면 된다.

:: **파슬리·오렌지·레몬주스**

파슬리는 서양 요리에 꼭 곁들이는 채소이다. 파슬리는 잘게 썰어서 헝겊으로 싼 후 즙을 내고, 레몬과 오렌지의 즙을 섞어 여기에 꿀을 넣어 맛을 내면 되는데 분량은 취향에 따라 가감하면 된다. 비타민 C가 많이 들어 있어 좋다.

이렇게 여러 가지 맛좋고 건강에 좋은 음료를 가정에서 손수 만들어 먹는다면 신선하고 경제적이며 알뜰주부의 정성과 솜씨가 들어 있으니 일석삼조라 하겠다.

피부를 곱게 하는 동아 冬瓜

이뇨작용이 있어 체중을 조절해 날씬하게 해주며, 피부가 거칠고 기미, 주근깨가 있는 사람에게는 미용식이 된다고 한다.

여성의 아름다운 조건을 춘원 이광수는 체격, 동작, 용모, 표정, 취미, 정신의 미 등을 들고 있지만 여성미는 뭐니뭐니 해도 얼굴의 피부에 달려 있다고 할 수 있다. 영국 속담에 "미인도 피부 한꺼풀" 이라는 말도 있듯이 그 피부 한꺼풀이 문제인 것을 어찌하랴. 3백三白이라고 하여 세 가지가 희어야만 미인으로 치는데 피부, 치아, 손 세가지가 희어야 한다는 것이다.

얼굴에 발라 피부를 희게 하는 것도 필요하겠지만 음식으로 저절로 얼굴이 피어서 하얘지고 기미 · 주근깨 등이 없어진다면 얼마나 좋겠는가. 동아가 그런 작용이 있다고 하여 소개하고자 한다.

동아는 박과에 속하는 한해살이 덩굴식물로 가을에 박과 같은 커다란 열매가 생기는데 그것을 식용으로 한다.
동아 석박지라는 음식은 동아 윗부분을 도려내어 속은 긁어버리고 각종 고명과 조기젓국을 넣은 뒤에 도려낸 뚜껑을 덮고 종이로 봉하여 증기로 쪄낸 뒤 국물과 함께 동아를 썰어 먹는다. 동아로 담근 동아김치, 동아를 썰어 넣고 새우젓 국물을 쳐서 끓인 동아국도 있다.

동아 음식은 이뇨작용이 있어 체중을 조절하여 날씬하게 해준다고 되어 있으며, 고혈압·당뇨병 등에도 효과가 있으며, 피부가 거칠고 기미가 생기고 주근깨가 있는 사람에게는 미용식이 된다고 한다. 동아껍질을 썰어서 그것으로 얼굴을 문질러도 피부가 예뻐진다고 되어 있다.

호박씨같이 생긴 동아씨를 껍질을 벗겨 찧은 뒤 꿀에 개어 환약으로 만들어두고 매일 공복에 복용하면 "사람으로 하여금 피부를 옥처럼 희고 깨끗하게 만든다 슈人白如玉."라고 〈동의보감〉에 나와 있는데 글자 표현 그대로라면 얼마나 솔깃한 말이겠는가.

동아는 수분이 96.9%나 있어 100g을 요리할 때 불과 8kcal밖에 안 되기 때문에 체중조절 음식의 자격이 있다고 할 수 있겠다. 성분으로는 아테히스티트리고넬린 등이 들어 있으나 아직 현대의 약리학으로는 자세히 밝혀지지 않았다.

노화방지에 좋은 콩기름

식물성 지방 식품에 들어 있는 불포화지방산인 리놀산이나 리놀레인산이 결핍될 경우, 동맥경화나 지방간이 되게 하며 발육장애나 성기능을 퇴화시킨다.

　옛 문헌을 보면 여자는 35세, 남자는 48세쯤부터 머리털에 윤기가 없어지고 얼굴이나 피부에 잔주름이 생기기 시작한다고 했다. 누구나 나이를 먹으면 늙게 마련이다.

　가는 세월을 붙잡아 매어둘 수도 없으니 어떻게 하면 나이를 먹어도 젊음을 유지할 수 있을까 하는 문제가 동서고금을 막론하고 사람의 커다란 관심사였다.

　늙는 원인을 알아야 늙는 것을 방지할 수 있으니 우선 원인부터 살펴보자. 즉 혈관이 탄력성을 잃고 딱딱하게 굳어가는 것이 늙는 원인임을 알게 되었다. 바꾸어 말하면 혈관이 언제까지나 탄력성을 유지하고 있으면 아무리 나이를 먹어도 피부가 싱싱하고 아름다울 수가 있다는 말이 된다.

　사람의 생명을 유지하는 3대 영양소라고 하면 단백질, 당분, 지방의 세 가지를 들 수 있는데 지방이 늙는 것과 관계가 있다.

　지방은 칼로리가 높아서 없어서는 안 될 영양소이지만 동물성 지방을 너무 많이 섭취하면 혈액 속의 콜레스테롤 농도가 높아져서 결국 혈관에 콜레스테롤의 때가 끼기 시작하여 동맥경화증이 되는 동시에 간에 기름기가 축적되어 지방간이 되게 한다.

동맥경화는 고혈압의 원인이 되고 지방간은 간경변증을 일으킨다.

그러나 식물성 지방은 동물성 지방과는 반대로 혈액 속의 콜레스테롤을 적게 해주고 따라서 동맥경화와 지방간을 예방 또는 치료해주는 효과를 나타낸다.

식물성 지방 속에 들어 있는 불포화지방산인 리놀산, 리놀레인산들이 그런 작용을 한다고 알려졌는데, 그와 같은 지방산은 체내에서 만들어지지 않고 반드시 음식물에서 섭취해야만 되는 것이기 때문에 필수지방산이라고도 한다.

만약 이런 성분이 결핍될 경우 동맥경화와 지방간이 되는 것은 물론이고 발육장애가 생기고 피부가 거칠어지며 남녀의 성기능을 퇴화시켜서 생식불능이 된다고 밝혀져 없어서는 안 될 영양소라는 뜻에서 비타민 F라고도 한다.

리놀산이 가장 풍부하게 들어 있는 식품은 콩기름이며 50%나 들어 있다. 참깨, 땅콩, 해바라기씨 등에도 많이 들어 있다. 식물성 기름으로 만든 마요네즈, 마가린 등도 좋다.

피부미용에 좋은 녹두

가루로 만들어 물에 개었다가 자기전에 얼굴에 문질러 바르면 여드름, 주근깨 등이 깨끗이 없어진다.

녹두는 숙주나물, 빈대떡, 녹두묵청포묵, 녹두죽 등으로 우리의 식생활과 밀접한 관계를 지니고 있다.

옛날에는 가정마다 맷돌이 있어 녹두를 물에 불려낸 후 곱게 갈아서 죽도 쑤고 빈대떡도 부쳐 먹었는데 요즘은 점차 그런 풍습도 없어지고 식생활이 단조로워지며 인스턴트식으로 변해가는 것이 아쉽다.

몸살이 나서 입맛이 떨어졌을 때 정성들여 만들어주는 녹두죽은 제일 가는 음식으로 맛도 좋을 뿐만 아니라 해열, 해독작용이 있으며 고혈압인 사람이 두통이 나고 어지럼증이 있을 때 좋다.

녹두는 영양가가 풍부하고 비타민 A, B, C를 다량 함유하고 있으며 물에 불려 나물로 만들면 비타민 A는 두배로 늘어나고, 비타민 B는 30배 이상, 비타민 C는 40배로 증가된다. 그래서 녹두나물은 중국 요리에서 없어서는 안 될 재료이다.

예부터 한방에서는 녹두를 약으로 사용하였으며, "利小便消腫解熱厚腸胃明目益氣調五臟安精神法浮風潤皮膚解毒." 즉 소변을 잘 나오게 하며 종기를 없애고, 열을 내리며 위장을 튼튼하게 하고, 눈을 밝게 하며 원기를 도와주고, 모든 내장의 기능을 조절하며 정신을 안정시키며 혈압을 내리고, 피부를 윤택하게 하며 약물중독이 되었을 때 해독작용을 한다고 효능이 열거돼 있으니 굉장한 건강식품이라고 아니할 수 없다.

약을 먹을 때 녹두로 만든 음식은 피해야 한다는 말이 있는데 그것은 녹두가 약의 독성을 없애주는 작용이 있기 때문이며 약이란 결국 독성을 이용하여 약리작용을 나타내게 하는 것인데 그 약리 작용이 녹두 때문에 없어진다는 것이다.

잇몸이 들뜨고 입 안이 헐고 피로할 때 녹두 음식을 먹으면 효과가 나타난다. 피부가 약해 잘 짓무르고 땀띠가 나는 어린아이들에게도 녹두 음식이 좋다.

녹두를 고운 가루로 만들어 따뜻한 물에 개어 자기 전에 얼굴을 깨끗이 씻은 다음에 문질러 바르면 피부의 기름기가 빠지고 여드름, 주근깨 등이 깨끗하게 없어진다.

삼두탕이라는 것이 있는데 녹두, 팥, 검은콩의 세 가지를 각각 같은 분량씩 섞어 물을 붓고 오랜 시간 끓여서 설탕으로 맛을 내어 먹으면 소화불량, 몸살, 소아 피부병, 홍역 등에 좋으니 맛좋아 좋고 약도 되니 이게 바로 일석이조라 하겠다.

이뇨·숙취·미용에 좋은 오이

오이는 비타민 C를 산화시켜 파괴하는 효소가 들어 있기 때문에 다른 과일이나 야채와 섞어 생즙으로 마실 경우 비타민 C가 파괴된다.

여름철이 되면 과瓜자가 붙는 채소가 많이 나온다. 수박, 호박, 오이, 참외 등이 그것이며, 또 먹는 것은 아니지만 주렁주렁 매달려 크는 모습이 운치가 있는 수세미오이絲瓜도 있다.

모두 박과에 속하는 열매들이다. 과시瓜時라고 하면 오이가 성숙하는 음력 7월을 말하는데 옛날에는 그 무렵에 관리들의 인사 이동이 있었던 모양이다. 또한 과년瓜年이라고 하면 벼슬의 임기가 다 된 것을 뜻하기도 하고, 처녀가 다 커서 혼인할 나이가 된다는 뜻도 된다. 하여튼 삼복더위가 기승을 부리는 여름철은 오이瓜의 계절이라고 할 수 있다.

땀이 많이 나는 계절이라 체내의 수분대사를 원활하게 해 주는 것이 여름철 건강에 절대적으로 필요하기 때문에 대부분 성분이 수분으로 되어 있는 수박, 참외, 오이가 여름에 많이 나온다. 이와같이 계절에 따라 인체에 필요한 음식물의 종류가 달라지는 것을 시식時食이라고 하며, 시식을 그때그때 먹도록 하는 것이 건강을 유지하는 비결이라고 옛사람들은 생각했다.

그렇게 본다면 여름철에는 수박, 참외, 오이 등을 많이 먹는 것이 좋으며 이와 반대로 겨울에 수박이나 참외를 먹는 것은 희소가치가 있어 신기할지는 모르나 몸에는 유익하다고 할 수 없다. 오이는 원래 인도의 히말라야 산기슭이 원산지이며, 6세기경에 실크로드를 통하여 중국으로 전래된 것으로 알려져 있다.

이시진의 〈본초강목本草綱目〉을 보면 "장건이라는 사람이 서역에 사신으로 갔다 오는 길에 종자를 구해와서 중국에 퍼뜨렸기 때문에 호과라고 이름을 지었다."라고 쓰여 있다. 식품의 영양가를 따질 때 흔히 칼로리가 얼마나 되느냐를 비교하는데 오이, 참외, 수박 등을 칼로리로 따진다면 각각 100g당 오이가 9kcal, 참외는 23kcal, 수박은 15kcal에 불과하여 보잘것없는 것처럼 느껴질 것이다.

그러나 "식품을 먹는 것은 칼로리만을 먹는 것이 아니라 식품이 지니고 있는 생명력을 먹는 것이다."라는 말이 있듯이 모든 식품은 모두 그 나름대로의 존재가치를 지니고 있다. 오이가 덜 익거나 꼭지가 쓴맛이 나는 것은 쿠쿠르비타신이라는 성분이 들어 있기 때문인데 끓여도 쓴맛이 없어지지 않으니 아예 쓴 것은 고르지 않아야 한다.

오이는 소변을 순조롭게 하는 이뇨제라서 신장병, 부종, 심장병 등으로 소변이 잘 나오지 않을 때 좋다. 술 마신 이튿날 오이를 갈아서 생즙으로 만들어 마시면 좋다. 이 때 주의할 점은 오이가 비타민 C를 산화시켜서 파괴하는 효소가 들어 있기 때문에 딴 과일이나 채소와 같이 섞어서 생즙을 만들면 비타민 C가 파괴된다는 사실이다.

오이 덩굴을 땅에서 약 30cm 되게 잘라서 병에 꽂아놓으면 물이 고이는데, 이 물은 화장수로도 사용되고 또 그대로 마시면 기침을 멈추고 감기에 효과가 있다. 그 물 100cc에 글리세린과 알코올을 각각 40cc 정도씩 혼합하여 피부에 바르면 피부가 윤택해진다. 오이를 갈아서 즙을 내어 발라도 좋다.

무더위에 식욕이 없을 때 오이를 잘게 썰어 간장에 절인 다음 냉국에 넣고 파, 식초, 고춧가루를 친 오이냉국이 얼마나 좋은가는 말할 나위도 없다. 오이소박이 김치는 우리 음식 중에서 가장 훌륭한 요리 중의 하나이다. 오이를 소금에 절였다가 맛을 낸 식초에 담가 병에 넣어두면 서양사람들이 좋아하는 오이피클이 된다.

기초체력을 튼튼하게 하는 식품

민간 요법의 강장식 과신은 금물

올바른 치료 대신 특이한 음식에 돈과 시간을 낭비하는 일은 없어야 하겠다.

동·서양을 막론하고 음식은 오랜 경험의 결과로 생긴 것이기 때문에 그 지역에 사는 민족들의 지혜의 결정체라고 할 수 있겠다. 그러나 그러한 음식들이 오늘날의 영양학에서 볼 때 모두 인체에 이로운 것이냐 하면 반드시 그런 것은 아니다. 때로는 여러 가지 문제점이 있는 음식을 오랜 세월 동안 먹어 내려옴으로써 그 지역 사람들 특유의 체질이나 질병을 가져오는 원인이 되는 수도 있다.

우리나라에서도 우리의 특유한 음식물들을 과학적으로 평가하고 검토하는 연구가 많이 이루어지고 있으나, 아직도 완전한 과학적 근거가 마련되지 못한 채 관습적 또는 신앙적으로 사용되는 것도 적지 않다.

예를 들면 개고기를 보신탕이라고 하여 굉장히 몸을 보하는 음식으로 믿고 있는 사람이 적지 않은데, 과연 소고기나 다른 고기들보다 월등하게 좋은 영양 효과가 있는 것일까? 또 뱀탕이 정력제로 좋다고 하는데 과연 그럴까? 오골계니 흑염소가 보통 닭이나 육류와는 다른 효과가 있는 것일까…… 주변에는 이러한 속설들이 헤아릴 수 없이 많다. 분석을 해본 결과 단백질의 이용률이 좋다든가 지방분이 포화지방산으로 되어 있다든가 하는, 특이한 성분이 들어 있어 효과를 나타낸다는 식으로 효과를 증명하려고 무척 노력하고 있는 것이 사실이지만, 아직 값비싼만큼의 효과가 있다고 장담할 수 있는 근거는 없다.

개개인의 식성과 기호에 따라 특이한 음식을 섭취하는 것을 나무랄 수는 없지만 한두 가지 주의할 점은 짚고 넘어가야겠다.

첫째, 현대 과학에 의해 치료법이 이미 개발되어 있는데도 불구하고 올바른 치료 대신 특이한 음식에 돈과 시간을 낭비하는 일은 없어야겠다. 우리나라가 선진국에 비해 아직도 결핵 환자가 많은 것은 이러한 전근대적인 식보치료법에 의존하는 사람이 많기 때문이다. 성인병 같은 것은 식사조절로 예방이나 치료를 할 수 있지만, 감염병은 올바른 약을 써야 하는 것이다.

둘째, 특이한 식보 음식들은 대체로 가격이 비싼 것이 보통인데, 그 값으로 소고기나 기타 보편적인 영양식을 마련한다면 가족 전체가 건강할 수 있을 텐데 하는 생각이다.

해조류는 장수식
산후 조리에 미역국을 먹는 습관은 조상이 물려준 소중한 지혜

옛날부터 해조류는 장수식이라고 알려져 왔다. 미역·다시마·김 등을 많이 섭취하는 우리의 식생활에는 서양 사람들이 따를 수 없는 이점이 있다.

해조류를 전혀 먹지 않는 서구 사람들은 자칫 요오드결핍증이 되어 곤란을 겪는다.

그래서 식탁 위에 일부러 요오드염이 첨가된 것을 올려놓는다. 해조류에는 요오드 성분 외에도 철분, 칼슘 등의 미네랄과 비타민 A_1, B_2, 혈압 강하 작용이 있는 알긴산 등이 풍부하게 들어 있다.

미역국이 구수하고 맛이 있는 것은 글루타민산이 들어 있기 때문이며 글루타민산 소다를 조미료로 사용하게 된 동기도 미역의 구수한 맛을 연구하다가 얻어진 결과이다.

해조류는 동맥 경화를 예방·치료하며, 미용식으로 특히 모발의 영양에 좋은 효과를 나타내고, 치아와 골격 등을 튼튼하게 한다.

또한 혈액의 산성화를 막아 주고, 히스테리, 노이로제 등을 예방하

며, 빈혈·식욕 증진, 혈압 강하에 좋다. 뿐만 아니라 갑상선종의 예방, 변비에도 좋은 효과를 나타낸다.

우리나라에서 산후에 미역국을 먹는 습관도 우리 조상들이 물려준 소중한 생활의 지혜라고 할 수 있겠다.

해조류만으로는 단백질이 모자라므로 고깃국·생선국 등에 미역을 같이 넣어 끓이면 좋다.

그러나 세상 만사가 '과유부족過猶不足'이라 하여 지나치면 모자람과 같으니 해조류가 몸에 좋다고 하여 너무 먹으면 섬유질이 많아져 소화 불량이 될 수도 있다.

미역, 다시마 등으로 차를 만들어 마시면 건강에 좋다고 하는데 주의할 점은 염분이 많기 때문에 너무 많이 사용하면 염분 과다 섭취로 오히려 고혈압을 초래할 우려가 있다는 것이다.

Point
건강을 위한 명언 24

자기 병을 숨기는 자는 낫기를 기대할 수 없다.

— 이디오피아 격언

겨울철엔 고기를 많이 먹어야

지방분이 많은 음식을 섭취해 몸 안에서 따뜻하게 불을 때는 것이 필요하다.

평상시 저혈압이나 빈혈이 있는 사람은 추위에 약해 남보다 유난히 추위를 타고 손발이 차며 감기에 걸리기 쉽다. 밤과 낮의 기온차가 심할수록 감기 걸리는 확률이 높아진다. 충분한 영양을 섭취하여 몸 안에서 따뜻하게 불을 때는 것이 필요하다. 즉 지방분이 많은 음식을 먹어야 하는데 지방분이 체내에 완전히 흡수되기 위해서는 단백질도 아울러 섭취해야 한다. 앞에서 말했듯이 감기는 목구멍·코·기관지 등의 점막의 저항력이 약한 사람이 잘 걸리므로 점막의 저항력을 높여주기 위해서는 비타민 A를 섭취해야 한다. 이상과 같은 조건을 고려할 때 겨울에는 동물성 식품을 뜨겁게 끓여서 먹는 것이 바람직하다.

소고기보다도 소의 내장, 예컨대 곱창이나 간 등이 좋다. 보통 가정에서도 육식이라고 하면 말끔한 살코기만을 주로 사용하는데 곱창전골이나 간, 염통구이 등을 집에서 못 할 까닭이 무엇인가.

미꾸라지에도 비타민 A가 많은데 왜 집에서는 만들지 않을까. 간은 비타민 A뿐만 아니라 빈혈을 치료하는 데 없어서는 안 될 철분·엽산·비타민 B12가 듬뿍 들어 있다. 겨울철에는 으스스 추운 것을 이겨 낸다고 퇴근길에 한잔하는 사람들이 많은데 이때 간을 안주로 곁들이면 메치오닌이라는 아미노산이 들어 있어 술에 의해서 간염이 되는 것을 예방하는 작용을 한다.

녹황색 채소에는 카로틴이 많이 들어 있는데 카로틴은 체내에서 비타민 A로 바뀐다. 계란의 노른자위·뱀장어·버터·치즈·건시 등에도 비타민 A가 많이 들어 있으며 호박, 고구마 등에도 카로틴이 많이 들어 있다.

그래서 겨울철에는 군고구마가 인기가 있는 것일까. 채소는 참기름, 버터 등의 기름으로 볶아 먹으면 비타민 C가 거의 파괴되지 않아서 좋고 아울러 비타민 A도 곁들이게 되니 일거양득이라고 할 수 있겠다.

Point
건강을 위한 명언 25

자신이 건강하다고 믿는 환자는 고칠 길이 없다.　　　－H.F. 아미엘

돼지고기가 좋은 이유

영양의 과잉 섭취가 동맥 경화증·당뇨병·심장병의 원인이 된다.

곡식이나 채소도 중요하지만 육류가 필요함은 말할 나위도 없다. 육류는 사람의 중요한 단백질원이 될 뿐만 아니라 지방분, 각종 무기물로서 칼슘·나트륨·마그네슘, 철·크롬·인 등을 공급한다.

육류의 베스트 3은 소·돼지·닭의 3가지이다.

소고기·돼지고기·닭고기가 가장 보편적인 육류이지만, 우리나라 사람들의 입맛은 소고기를 좋아하는 반면 돼지고기와 닭고기는 소고기처럼 몸에 이로운 것이 아니라는 편견을 지니고 있다.

더욱이 한약을 복용할 때는 돼지고기나 닭고기를 먹어서는 안 된다고 믿고 있다. 한방 약물학에서도 닭고기를 '風人不可食', 돼지고기를 '動風不可久食'이라고 하여 닭고기나 돼지고기는 풍에 나쁘다고 표현되어 있다.

풍을 오늘날의 고혈압이란 뜻으로 본다면 육식을 많이 하고 지방분을 많이 섭취하면 동맥 경화증, 고혈압 등의 성인병의 원인이 된다고 하는 것은 현대 의학에서도 말하고 있는 바이다. 유독 돼지고기와 닭고기만 나쁜 것이 아니라 병이 있을 때는 어떤 육식이든 좋지 않다고 한방 의학에서는 말하고 있다.

이와 같은 경위를 이해한다면 돼지고기나 닭고기를 특별히 기피할 이유는 없는 것이다.

쌀밥을 주식으로 하는 우리 식생활의 결점은 비타민 B_1의 부족인데 돼지고기는 육류 중 비타민 B_1이 가장 많다.

다만 돼지고기나 닭고기는 살모넬라균 식중독을 일으키는 병원균에 오염되기 쉬우므로 식중독에 걸리지 않도록 잘 익혀야 한다. 또 돼지고기를 덜 익혀 먹으면 촌충에 감염될 뿐만 아니라 그 유충이 뇌에 들어가면 무서운 증상을 일으키므로 충분히 익혀서 먹어야 하겠다.

건강을 위한 명언 26

첫번째 재산은 건강이다. －에머슨

몸에 좋은 돼지 부유물

현대 의학에서 사용되는 뇌하수체 전엽 및 후엽 호르몬은 돼지나 소의 뇌하수체에서 뽑아낸다.

옛 사람들은 소박한 생각으로 약을 쓸 때 이류보류以類補類라는 원리에 의해 쓰는 경우가 많다. 예를 들면 머리가 아플 때는 동물의 뇌를 먹어야 하고, 간이 나쁜 사람은 간을 먹어야 낫는다는 식이다.

얼른 생각하기에는 너무나 원시적인 발상이라고도 할 수 있겠으나 같은 장기에는 같은 성분이 들어 있기 때문에 그것을 먹으면 해당되는 장기의 병을 고칠 수 있다는 것이 합리적이라고 알려져 현대 의학에서도 장기 요법이라는 것이 있다.

••• 돼지의 장기에 대해서 효능을 따져 보면 우선 뇌인데 이류보류라고 하여 뇌를 좋게 하는 효과가 있다. 수험준비 하는 학생들, 스트레스 때문에 고민하는 어른들, 건망증이 심한 노인들에게 뇌로 만든 음식이 좋다.

뇌의 성분은 단백질·지방질·인·비타민 등으로 되어 있으며 소화도 잘 된다. 돼지골은 물로 씻어 피를 없앤 뒤 썰어서 생강·파·술 등을 넣고 국물을 넉넉히 넣고 약한 불로 오래 끓여서 먹으면 된다. 살코기·새우살·계란 등을 같이 넣어도 좋다. 현대 의학에서 사용되는 뇌하수체 전엽 및 후엽 호르몬은 소나 돼지의 뇌하수체에서 뽑아낸다는 것도 알아둘 필요가 있다.

돼지 신장은 콩팥으로 중국말로는 저요猪腰라고 한다. 칼로 쪼개 혈관과 흰 꺼풀 같은 것을 깨끗이 뜯어낸 다음 잘 씻고 썰어서 요리를 하면 된다.

신장은 몸의 불필요한 물질을 오줌으로 배설하는 기관일 뿐만 아니라 신장 윗부분에 붙어 있는 부신이라는 것이 체내의 호르몬 계통을 조절해주는 중요한 역할을 하기 때문에 옛날 사람들은 그것을 명문命門, 생명의 문이라고 불렀다. 이 콩팥은 산후의 영양보충제로 좋으며 산모의 원기를 회복하게 한다. 남성의 음위陰萎, 유정遺精 등 정력 쇠퇴에 강장식품이 된다. 허리가 아프며 대하증이 있는 여성, 식은땀을 흘리는 허약자에게도 좋다고 되어 있다.

심장은 소위 염통인데 옛 사람들은 생명의 중추라고 생각해 군주지관君主之官이라고 했다. 신경성 심장병으로 가슴이 뛰는 사람에게 효과가 있으나 좀 딱딱한 것이 흠이기 때문에 푹 고아서 연하게 한 뒤 먹는 것이 좋다. 황기나 대추 등을 같이 넣어 달여서 마시면 식은땀에 좋고 정력제도 된다고 한다.

간장은 비타민 A · B · C등을 비롯한 영양분이 많아 몸의 영양은행이라고 불리며 빈혈 치료제, 시력이 약한 사람에게 좋은 식보가 되지만 맛이 좀 특이해 싫어하는 사람도 있으니 간장 · 생강 · 파 · 술 등을 넣는 것은 말할 것도 없고 산초 · 회향 · 정향 등의 향기 좋은 약재를 넣으면 더욱 맛이 좋아진다.

간을 양념과 같이 삶은 것을 으깬 뒤 믹서로 갈아서 죽처럼 만든 것에 소금 · 후추 · 버터 · 우유 등을 넣어 반죽한 것을 '리버페이스트Liver Paste'라고 하여 빵에 발라 먹기도 하고 샐러드에 넣어 먹어도 좋다. 췌장은 당뇨병 환자에게 좋다.

췌장은 황기·옥수수 수염·구기자를 같이 넣어 끓여서 수프로 만들어 복용하면 인슐린 주사처럼 당뇨를 치료하는 작용을 하며 몸이 쇠약해지는 것도 방지한다.

골수는 뼈를 조각내 푹 고아서 곰탕을 만들면 골수 속의 모든 영양분이 우러나와 발육기의 어린이, 갱년기의 영양식품으로 매우 좋다. 돼지 내장을 저두猪月土라고 하는데 이장보장以腸補腸의 원리에 의하여 먹는 사람의 장을 튼튼하게 하며 치질에도 좋다.

위궤양, 십이지장궤양 등 소화성 궤양이 있는 사람에게도 좋은 음식이 된다. 위를 쪼개어 잘 씻은 뒤 다시 한번 소금과 밀가루를 뿌려서 비벼 씻어 끈적끈적한 것을 없애고 파·생강·마늘·술 등 양념을 넣고 오랜 시간 끓여서 간을 맞추어 먹는다.

겨울철에는 위주머니를 쪼개지 말고 뒤집어 깨끗이 씻은 다음, 속에 찹쌀·연밥·은행·율무·표고버섯·죽순·돼지고기나 닭고기 썬 것 등을 집어넣고 끓이면 추위를 이겨내는 스태미나 식품이 된다. 인삼을 같이 넣으면 흡사 삼계탕과 같은 요리가 된다. 살코기만 사지 말고 때로는 이렇게 내장을 사다가 별미를 만드는 것도 생활의 지혜가 아니겠는가.

건강을 지키는 현미

비타민 A · B2 · B6 · B12 · E · 니코틴산 · 판토텐산 · 엽산 및 각종 미네랄이 골고루

문명이 발달되고 산업화가 되어 감에 따라 우리의 일상 생활이 점차 자연을 떠나서 인위적으로 되어 가는 것을 막을 수는 없다. 음식물도 소박한 자연식 대신에 가공식품의 비중이 늘어가고 있어 자연히 3백三白이니 6백六白이니 하는 문제가 심각하게 대두되고 있다.

3백이란 흰쌀 · 흰설탕 · 흰소금의 3가지 백색 물질을 말하며 이것들의 지나친 섭취가 성인병의 원인이 되고 있다는 것이다. 6백이란 이 3가지에 흰 식빵, 화학조미료, 식품 첨가물을 합친 것으로써 이 6가지의 물질이 인체의 건강에 위험을 준다는 것이다.

이와 같은 6백 물질이 들어 있는 가공식품을 계속 먹으면 영양 부족과 신진대사 장애의 원인이 되고, 몸을 산성화시켜 저항력과 자연치유력을 감퇴시키며 쉽게 피로를 느낀다, 여기저기 노폐물이 축적되어 신경통이 생긴다, 전신의 건강이 약해진다……등의 증세가 생긴다.

3백 또는 6백의 제일 첫째가 흰쌀이라는 것을 주목할 필요가 있다. 벼를 찧을 때 왕겨만 벗기고 속겨는 벗겨내지 아니한 쌀이 현미인데 이

현미를 더 철저하게 도정하면 씨눈과 씨껍질이 떨어져 나가고 백미가 된다. 현미와 백미의 중간 상태에 배아미라는 것이 있는데 벼를 약간 찧어 배아씨눈가 남아 있는 쌀을 말한다.

현미는 인체에 필요한 영양소가 골고루 들어 있는 종합식품인데 반해 백미는 쌀의 생명이라고 볼 수 있는 씨눈을 없애 버린 찌꺼기에 불과하며 영양이 없을 뿐만 아니라 산성 식품이어서 성인병에 걸리기 딱 알맞은 유해식품이라고 할 수 있다. 쌀미米변에 흰백白자를 붙여서 만든 박粕자는 '지개미 박' 또는 '깻묵 박'이라는 글자인데 쌀에서 술 또는 기름을 빼고 난 찌꺼기라는 뜻이다. 그 글자가 미米자와 백白자로 만들어졌다는 것은 정말로 놀라운 일이며 까마득한 옛날에 이미 백미가 찌꺼기에 불과하다는 것을 알고 있었다는 증거가 된다.

요즘 씨앗으로 된 종실류 식품이 건강에 제일 좋으며 그런 씨앗 식품을 먹으면 암도 생기지 않는다고 한다. 씨앗 식품이 좋다는 것은 배아가 있기 때문이다. 쌀의 배아 속에는 비타민 A · B2 · B6 · B12 · E · 니코틴산, 판토텐산, 엽산 및 각종 미네랄 등이 골고루 들어 있다. 특히 칼슘과 인도 들어 있어 백미가 결핍식이라면 현미는 완전식이라고 할 수 있다.

뇌졸중과 고혈압 · 암 · 심장병 · 간장병 · 당뇨병 등 성인병이 결국은 식생활이 올바르지 못해 생기는 식원병이라고 이미 말한 바 있다. 식원병을 예방 또는 치료하기 위해서는 백미식을 현미식으로 바꾸는 것이 제일 좋지만 문제는 흰쌀밥에 익숙해진 우리의 입맛이 현미밥을 받아들이지 않는 데 있다.

현미식을 어떻게 하면 먹을 수 있을까를 해결하기 위해서는 압력솥을 사용하는 것이 좋고, 또 현미밥을 흰밥처럼 거의 씹지도 않고 넘겨서는 안 되며 적어도 50회 이상 잘 씹으면 씹을수록 진미가 생긴다는 것도 터득해야 한다.

Point
건강을 위한 명언 27

 으뜸가는 부富는 건강이다.

-에머슨

건위健胃 돕는 사과

영양의 과잉 섭취가 동맥 경화증·당뇨병·심장병의 원인이 된다.

가을이면 과일가게마다 신선한 햇사과가 선을 보이기 시작한다. 서양 속담에 "사과가 익는 계절이 되면 사람이 건강해진다."라는 것이 있다.

서양 사람들은 식후에 사과 먹는 것을 최대의 건강법으로 삼고 있다.

사과는 체력을 유지시켜 주는 영양식이 될 뿐만 아니라 위장을 튼튼하게 하고 피부미용에도 좋다. 사과의 맛은 과당과 포도당 때문이며 신맛은 능금산·구연산·주석산 등의 유기산 때문이다.

이와 같은 당류와 유기산이 피로를 회복시키는 작용을 한다.

사과에는 칼륨이 많이 들어 있어 체내의 나트륨을 쫓아내므로 고혈압의 혈압 강하제가 되며 이뇨 작용도 있다.

펙틴이라는 성분은 정장 작용이 있어 설사일 경우에는 멈춰 주고 변비일 때는 대변이 잘 나오게 해 주는 작용을 한다. 사과를 말려서 가루로 만든 지사제가 있다.

웬만한 과일은 너무 많이 먹으면 배탈이 나서 나쁜데 사과만은 아무리 먹어도 그런 염려가 없어 좋다.

 사과를 깎아 두면 흰색이 갈색으로 변하는 것은 폴리페놀옥시다제 효소의 작용 때문인데 깎은 사과를 0.5% 소금 물에 담갔다 내놓으면 변하지 않는다. 냉수로 씻어도 괜찮다.

 사과는 그냥 먹어도 맛이 있지만 설탕을 넣고 조려서 만든 잼이나 통조림, 사과술 등 다양한 제품으로 만들 수 있어 좋다.

 보통 과일은 수확기, 저장기 등의 기간이 짧아 불편한데 사과는 거의 일 년 내내 저장할 수 있어 편리하다. 사과를 소주에 담가서 만든 평과주는 설사를 멈추고 뱃속을 편하게 하는 데 좋다.

평과주

:: 재료

사과 홍옥이 좋다 큰 것 5개, 소주 1.8ℓ · 설탕 800g

:: 만드는 방법

사과를 잘 씻어 물기를 없앤 뒤 두 개로 쪼개어 다시 옆으로 썰어 반원형 두께 1cm으로 만든다. 이것을 유리병에 소주, 설탕과 함께 넣고 밀봉하여 어두운 곳에 저장해 두었다가 1개월쯤 지나면 마실 수 있게 된다.

『동의보감』에는 "당뇨병으로 갈증나는 것을 멈추며 곽란 설사를 낫게 하며 복통을 없애고 담을 삭히고 설사를 멈추게 하는 작용이 있다."고 쓰여 있다.

칼슘과 철이 풍부한 톳

고혈압, 동맥 경화증 등 성인병 예방

제주도에 가 본 사람은 식당에서 톳 또는 톨이라는 무침을 맛보았을 것이다. 한자로는 녹미채鹿尾菜라고 한다. 살짝 데쳐서 무친 맛이 산뜻하며 살캉거리며 씹히는 것이 특징이다.

오늘날 제주도의 톳이 일본에 많이 수출되고 있으며 고혈압, 동맥 경화를 비롯한 성인병 예방에 좋아 굉장한 인기라고 한다.

톳은 갈조류에 속하는 해초로 바닷가 바위에 붙어서 자라는데 겨울, 봄에 수확하고 빛깔은 황갈색이나 마르면 흑갈색이 된다.

옛날에 중국 사람이 우리나라를 유람한 뒤에 쓴 『고려도경高麗圖經』에서 말하기를 고려에서는 해초를 귀천없이 즐겨 많이 먹고 있다고 했다. 문헌을 살펴보면 『고려사高麗史』 충선왕 2년 1310 기록에 미역을 원나라 황태후에게 보냈다는 글도 나온다.

이런 전통이 있어 우리나라는 출산 후에 미역국이 꼭 따르게 마련이고 김 수출국으로도 유명한 것인지 모르겠다.

톳은 칼슘과 철이 풍부해 100g당 칼슘 1,400mg, 철 29mg 정도 들어 있다.

비타민, 니코틴산도 비교적 많이 포함되어 있으며 혈압을 내리는 작용을 하는 성분도 들어 있는 것으로 연구되고 있어 중년 이후의 사람들에게 권하고 싶다.

봄에서 초여름에 나는 것이 가장 연하고 맛이 좋다. 녹미채와 녹각채는 다른 것으로, 녹각채는 청각이라고 하여 김장 때 김치의 속양념으로 쓰이는 것인데 홍조류에 속한다.

청각에도 점액질·당·단백질, 아미노산 등이 들어 있어 먹을 만한데 옛 문헌 가운데 "남자는 계속해서 오래 먹으면 좋지 않다. 정력이 손상된다丈夫不可久食損 煬絡經血氣." 라는 말이 있어 마음에 걸린다.

Point
건강을 위한 명언 28

자신이 건강하다고 믿는 환자는 고칠 길이 없다.　　　　－아미엘

식약일체의 으뜸 인삼
허드렛삼으로 인삼튀김을 만들어 먹어 보면 그 맛에 눈이 동그래질 것이다.

음식처럼 아무때나 누구든지 먹을 수 있으면서 아무런 부작용이 없는 약이 있다면 얼마나 좋겠는가. 그와 같은 음식이야말로 이상적인 보약이라고 할 수 있겠다.

중국 본초서의 가장 오래 된 원전인 『신농본초경』이라는 책에 그와 같은 식약일체의 보약을 상약이라고 하여 120종의 약초를 나열하고 있는데 그 중의 으뜸이 인삼이다.

인삼을 오랫동안 계속해서 먹으면 스트레스가 해소되고 비특이성저항력이 증가되는 작용이 나타난다는 것이 연구결과가 나와 있다.

옛날에는 인삼을 오늘날처럼 말렸다가 약으로 복용하는 것이 아니라 생것을 더덕이나 무처럼 그냥 씹어 먹거나 또는 삶아서 고구마처럼 먹었다고 한다.

지금도 산삼은 그냥 씹어 먹는 것이 보통이다.

우리 음식 중에 삼계탕이라는 것은 인삼을 음식으로 먹는 대표적인 예라고 할 수 있겠다. 또 당삼이니 인삼정과니 하는 것은 수삼을 꿀과 같이 고아서 만든 것으로 맛좋은 과자인 동시에 보약이 된다.

그러나 이와 같은 몇몇 경우를 제외하고 인삼은 약으로 달여 마시는 것이 보통이다. 인삼이 음식물로 널리 이용되지 못하는 것은 값이 비싸서 엄두를 낼 수 없다는 생각 때문일 것이다.

가령 성수기 때 금산이나 강화에 있는 수삼센터에 가면 값싸게 미삼 또는 허드렛삼(깨끗한 삼을 고르고 난 뒤의 뿌리 떨어진 것, 잔뿌리 등을 모은 것)을 싼값으로 살 수 있다.

그것을 얇게 저며서 계란과 밀가루 푼 물에 묻혀서 기름에 튀기면 인삼튀김이 된다. 그 맛은 말할 나위도 없고 생것을 잘 씻어 양념으로 무치면 그 맛 또한 그렇게 좋을 수가 없다.

인삼 고장으로 유명한 금산에서는 해마다 10월이면 인삼제라는 축제를 연다. 다채로운 행사 가운데서 특히 주목을 끄는 것은 인삼으로 만든 식품의 발표 및 시식회이다.

일상 먹는 음식 가운데 인삼을 넣어 모르는 사이에 보약을 겸한다면 얼마나 좋겠는가. 한번 가서 발표된 품목을 보니 삼계탕·인삼닭죽·인삼죽 등 식사류가 8종, 인삼김치·인삼구이·인삼경단 등 과자류가 11종, 인삼주와 인삼포도주 등 술이 2종 기타 3종 등이었다.

모두 맛이 좋고 어떤 것은 인삼이 들어 있는지 모를 정도로 맛이 자연스러워 아무 저항감 없이 맛있게 먹을 수 있다.

문제는 앞에서 말했듯이 가격인데 그 비싼 인삼으로 어떻게 음식을 마련하느냐고 의아하게 생각할지 모르나 사실은 소고기보다도 값이 저렴하다.

Point
건강을 위한 명언 29
 의사를 부르기 전에 휴식·즐거움·절제節制의 셋을 위사로 삼아라.
― 서양격언

체력 증강 · 구충 · 기침에 좋은 호박

옛날 채소가 모자라 여러 가지 비타민 결핍증이 생겼던 겨울철에 호박죽이나 호박범벅을 만들어 먹은 것은 생활의 지혜라 하겠다.

영양학적으로 채소의 가장 큰 특징은 비타민 · 미네랄 · 섬유소 등이 풍부하다는 점이다. 비타민이라고 하면 누구나 곧 비타민 C를 생각하겠지만 C가 그다지 많지 않은 채소도 있기 때문에 C의 섭취는 채소보다도 과일이 더 낫다.

채소에 비타민 B_2 · B_6 · 엽산, 판토텐산 등 이것들을 통틀어 비타민 B_2 복합체라고 한다. 채소에는 이러한 것이 많이 들어 있는데, 비타민 B_2가 모자라면 머리털이 빠지고 피부염, 결막염 등이 생기며 혓바닥의 염증, 입가가 갈라져서 짓무르는 등의 증상이 생긴다.

또 비타민 A가 모자라면 피부가 거칠어지고 기관지염, 감기 등에 걸리기 쉬울 뿐만 아니라 밤눈이 어두워져 영화관에 들어갔을 때에 갑자기 캄캄해지며 보이지 않아 좌석을 찾지 못하고 더듬거리게 된다.

이런 것을 암 적응暗適應 능력이 나빠졌다고 한다.

옛날에는 겨울에 채소가 모자라 이런 여러 가지 비타민 결핍증이 생겨 고통을 겪었다. 그래서 우리 조상들은 음력 정월 보름날에 부럼을 먹는 풍습을 만들어 냈다.

부럼이란 호두·땅콩·잣·밤·은행 등을 까먹으면 한해 동안 부스럼이 생기지 않는다는 것인데 알고 보면 겨울철에 모자라는 비타민을 보충하는 생활의 지혜라고 할 수 있다. 또 하나 비타민을 공급하는 방법이 있는데 바로 호박이다.

시골에서는 어린애들 힘으로는 들지 못할 정도의 커다란 호박이 집집마다 저장되어 있는 것을 흔히 볼 수 있다. 겨울철에 그 호박으로 호박죽을 쑤어 먹으면 그렇게 푸짐할 수가 없다.

어린 호박을 애호박이라고 하고, 저장했다가 겨울철에 먹는 호박을 청둥호박이라고 한다. 청둥호박으로 호박떡이나 호박범벅을 만들어 먹으면 맛이 그만이다.

요즘 생활양식의 변화로 겨울철에 청둥호박을 보기 힘든데 아쉬운 일이라 하겠다.

왜 호박에 대해서 이렇게 애착을 느끼는가 하면 호박이 녹황색 채소를 대표하며 겨울철의 비타민 공급원으로 좋기 때문이다. 채소는 크게 녹황색 채소와 담색 채소로 나눈다. 녹황색 채소란 카로틴이 1,000I.U. 이상 들어 있는 채소를 말하며 호박, 당근, 시금치 등이 대표적이고 담색 채소는 배추, 양배추, 양상추 등이다.

하루에 채소를 적어도 300g 정도 먹는 것이 바람직한데 그 300g의 절반을 녹황색 채소로 먹는 것이 좋다. 녹황색 채소에는 비타민 A의 전

구체인 카로틴과 비타민 B_2 복합체가 풍부하게 들어 있다.

옛 사람들은 호박의 이와 같은 영양가를 알고 있었음인지 횡재하는 것을 "호박이 덩굴째 굴러 떨어졌다."라고 표현했다.

호박은 겨울철뿐만 아니라 흉년이나 전쟁 때에 식량이 떨어져 굶어 죽게 될 때 구황식품으로 큰 역할을 했다.

호박은 원래 열대 아메리카가 원산지인데 우리나라에는 임진왜란 전후에 전래되었다. "동지에 호박을 먹으면 중풍에 걸리지 않는다."라는 말이 있는 것도 예부터 호박이 건강식품이라는 것을 알고 있었음을 말해 준다.

당뇨병에도 호박이 좋다는 말이 있는데 호박을 먹으면 배가 불러 포만감이 있는 반면 비교적 칼로리가 적기 때문이다.

••• **호박씨**는 남과인南瓜仁이라고 하여 뱃속의 기생충·촌충·회충 등을 없애는 약이 되는데 호박씨를 살짝 볶아서 매일 까먹으면 모르는 사이에 기생충이 없어진다. 감기로 가래가 생기며 기침이 날 때에 호박씨 50개를 물로 달여서 하루에 세 번 마시면 거뜬해진다.

호박씨를 먹으면 산모의 젖이 잘 나온다는 민간 요법도 있다. "호박꽃도 꽃이냐."라는 말이 있지만 커다란 호박꽃이 탐스럽게 핀 전원 풍경은 흐뭇하지 않은가. 호박잎도 식용이 된다. 아무리 식생활이 변화되어도 호박만큼은 그냥 계승되었으면 좋겠다.

핵산이 많은 정어리

세포의 핵심을 이루는 핵산이 많이 들어 있는 음식을 먹으면
노화를 예방할 수 있다는 설이 주목을 끌고 있다.

수없이 많은 노화설이 있지만 아직도 정확한 것은 없다. 그래서 불로초는 사람의 영원한 꿈과 동경의 대상이 되는 것인지도 모르겠다. 근래 사람이 늙는 것은 핵산이 없기 때문이라는 연구 결과가 나오고 있다.

인체는 수많은 세포로 구성되어 있는데 세포의 핵심을 이루는 물질이 바로 핵산이다. 따라서 핵산이 많이 들어 있는 음식을 먹으면 노화를 예방할 수 있다는 원리를 세운 핵산식사법이 주목을 끌고 있다.

몇 가지 식품의 핵산 함유량을 알아보면 다음과 같다.

• • • 100g당 들어 있는 핵산은 백미 46mg, 현미 54mg, 배아미 60mg, 메밀가루 133mg, 밀가루 42mg, 정어리 말린 것 466mg, 뱀장어 144mg, 표고버섯 말린 것 이 643mg이다. 생선 중에서는 정어리가 핵산 함유량이 가장 많고 표고버섯은 월등하게 많은 것을 알 수 있다.

표고버섯이 건강식품으로 각광을 받는 이유도 알 수 있다. 1주 동안

식사하는 횟수가 21회라면 그 중의 4회 이상을 값싸고 흔한 정어리 반찬을 먹도록 하자는 핵산식사법을 프랭크 박사는 주장하고 있다.

정어리를 자주 먹어 늙지 않고 젊음을 유지할 수 있다면 그 얼마나 좋은가.

정어리는 온어溫語라고도 하며 비타민 D 100g당 530mg와 코틴산 10mg이 비교적 많다.

Point 건강을 위한 명언 31

 학식도 미덕도 건강이 없으면 퇴색한다.   - 몽테뉴

단백질이 풍부한 참치

식생활이 크게 향상되어 평균수명이 늘어나긴 했으나 아직도 단백질 소비량이 적다.
이를 값싸고 질좋은 참치 통조림으로 채우는 건 어떨까?

건강은 식사 패턴 및 영양 특성과 밀접한 관계를 지니고 있다.

오늘날 우리나라의 식생활이 크게 향상되어 평균수명이 늘어나는 데 큰 역할을 하고 있으나 아직도 식생활 패턴에는 개선해야 할 점이 많이 있다.

영양 섭취량은 큰 부족 없이 유지되고 있으나 양질의 단백질이나 지방·비타민B·칼슘·철분 등이 부족한 것으로 나타나고 있다.

특히 단백질 소비량이 아직 적으므로 동물성 단백질을 좀 더 늘려야 할 필요가 있다. 그런데 동물성 단백질을 많이 섭취하는 데는 어려움이 있다.

소고기 선호가 바로 그것이다. 섭취하는 육류 중에서 소고기가 차지하는 비중이 우리나라는 24%, 일본은 16%, 대만은 4.6%인 것을 보아도 알 수 있다.

이런 때에 최근 우리나라의 원양어업의 발달로 참치다랑어를 많이 먹게 된 것은 동물성 단백질 섭취량을 늘리는 데 있어서 기쁜 일이라고 아니할 수 없다.

　참치는 고등어와 모양이 비슷하나 살이 많고 몸길이는 50cm에서 2m까지 크며, 몸무게 20~100kg이나 되는 생선이다. 색깔은 등이 청흑색이고 배는 회색이다.

　참치는 100g당 단백질이 21~28g, 지방질은 부위에 따라 달라서 등의 붉은살에는 0.5g밖에 없으나 배 부위에는 24g이나 들어 있다.

　비타민 A는 20~120I.U., 비타민 B1은 0.1~0.25mg, 비타민 B2는 0.08~0.15mg 들어 있다.

　통조림으로 나오는 참치는 껍질과 뼈를 제거하고 순 살코기만으로 되어 있기 때문에 더욱 영양이 많다. 일본 사람들은 참치회를 천하일미로 치며, 특히 배의 지방질 많은 흰살은 귀하게 여긴다.

　소고기나 돼지고기 등 육류도 등심·안심·사태 등 부위에 따라 맛이 다르듯이 참치도 몸집이 커서 부위에 따라 각각 다르다.

　우리나라는 삼면이 바다로 에워싸여 있기 때문에 생선으로 동물성 단백질을 좀 더 많이 먹어야 한다. 이제 우리도 참치 통조림을 흔하게 먹게 되었으니 소고기 선호주의를 고쳐야 할 것으로 생각된다.

완전 식품 계란

완벽한 영양식품이라는 사실은 그 속에서 병아리가 나오는 것만으로도 짐작할 수 있다.

계란처럼 모든 영양소가 골고루 들어 있는 식품도 없을 것이다. 계란이 완벽한 영양식품일 수밖에 없는 것은 계란을 부화시키면 날개 치면서 병아리가 튀쳐나오는 사실을 보아도 상상할 수 있지 않겠는가.

서양에도 채식주의자가 있어 일절 동물성 식품을 먹지 않는데 그런 채식주의자도 계란만은 동물성 식품으로 치지 않고 채식 가운데 포함시키고 있다는 것은 흥미로운 사실이다. 계란 1개의 중량은 50~70g 정도이며 조성 비율은 껍질이 10%, 흰자위가 55%, 노른자위가 35%로 되어 있다.

양계업의 발달로 계란을 싼값으로 일년 내내 먹게 된 것은 정말로 행복한 일이며 국민보건상 뜻깊은 일이라고 할 수 있다. 거의 완벽한 영양식품인 계란을 어린애들 군것질값만도 못 한 헐값으로 먹을 수 있다는 것은 놀라운 일 아닌가. 3대 영양소라고 하면 단백질·당질·지질 세 가지를 드는데, 그중에서 가장 중요한 것이 단백질이다.

단백질은 칼로리 공급보다도 인체를 형성하고 있는 기본물질이며 지구상의 생명체 창조의 시초는 단백질 생성에서 시작된다. 단백질은 인체의 내장·근육·뼈·피부·머리털·손톱·발톱 등 모든 조직을 구성하고 있다. 단백질의 단백이라는 뜻은 계란 흰자위라는 뜻이며, 계란의 흰자위가 가장 이상적인 성분으로 되어 있기 때문에 단백질의 표준이 되고 있다.

인체에 없어서는 안 될 8종의 필수아미노산의 양과 비율을 측정해 단백가라는 수치로 단백질의 품질을 정하고 있다. 계란이 가장 이상적인 단백질이기 때문에 단백가가 만점인 100이고, 우유는 78, 소고기는 83, 돼지고기는 86, 생선은 70, 쌀은 72 등으로 되어 있다.

계란이 이렇게 좋은 영양식품인데도 계란에 대한 편견을 지니고 있어 계란을 활용하지 못 하는 사람들이 적지 않은 것은 안타까운 일이다.

계란의 영양은 노른자에 있지 흰자는 영양분이 형편없을 뿐만 아니라 소화가 잘 되지 않는 것으로 잘못 알고 있어 흰자위는 버리고 노른자위만을 먹는 사람이 있는가 하면, 이와 반대로 노른자의 콜레스테롤이 무서워서 아예 입에 대지 않는 사람도 있다.

결론부터 이야기하자면 계란처럼 훌륭한 식품을 좀더 우리의 식탁에 자주 올려야 한다는 것이다. 적어도 하루에 1개는 꼭 먹도록 하고 하루 두 개 정도라면 콜레스테롤 걱정을 할 필요가 없다.

당신은 1년에 몇 개나 먹는가. 계란에는 단백질뿐만 아니라 다량의 레시틴이라는 지질이 들어 있어 뇌의 영양을 좋게 해 준다. 비타민 C만

빼고는 각종 영양소가 골고루 들어 있어 비타민 A · B$_1$ · B$_2$ 등이 풍부하다. 우리의 식생활에서 가장 모자라는 비타민 B$_2$가 값싼 계란에 많다는 사실은 무척 다행스런 일이다.

  자라나는 어린이 또는 기력이 쇠퇴해 가는 노인들에게 계란이 좋은 까닭도 이런 데 있다.

Point
건강을 위한 명언 32

행복은 무엇보다 건강 속에 있다.   -G.W. 커티스

영양분이 풍부한 시래깃국

영양의 과잉 섭취가 동맥 경화증·당뇨병·심장병의 원인이 된다.

　　얼른 생각하기에는 무청을 말렸다가 시래깃국으로 끓여먹는 것을 옛날 식량이 부족할 때에 버리기 아까워서 먹는 정도이지 영양식품으로는 생각되지 않을 것이다.

　　그러나 술 마신 이튿날 아침에는 시래깃국이 제일 시원하다. 과연 시래기에 무슨 영양분이 들어 있을까 싶은 의문이 생긴다.

　　무 밑동보다도 무잎에 영양분이 비교가 안 될 정도로 풍부하게 들어 있다면 놀랄 것이다.

・・・**단백질**이 무에는 1.05g 들어 있지만 잎에는 4.58g, 칼슘은 뿌리에 12mg, 잎에는 40mg, 비타민 C는 뿌리에 20mg, 잎에는 90mg이 들어 있다. 순무도 뿌리에는 없고 잎에는 6,200I.U., B_1은 뿌리 0.04mg, 잎 0.08mg, 비타민 C는 뿌리 10mg, 잎 40mg으로 되어 있으니 무의 주인은 잎사귀라고 할 수 있다.

　　자연식의 원리 가운데서 가장 중요한 것이 일물전체식一物全體食이라는 개념이다. 과일이나 채소 또는 생선 등을 먹을 때 껍질을 모두 깎아 내거나 발라 내고 먹어서는 안 되며 반드시 껍질이나 잎사귀등을 같이 먹어야만 완전한 영양이 된다는 것이다.

껍질 부분에 얼마나 좋은 영양분이 많이 들어 있는가를 보면, 생선 넙치의 경우 단백질이 살 부분에는 16g, 껍질에는 30g, 지방분은 살에 0.8g, 껍질에는 4.7g이 각각 들어 있다.

비타민 B_2는 대구의 경우 살에 0.04mg, 껍질에 0.70mg, 정어리의 살에는 0.08mg, 껍질에 0.70mg이 각각 들어 있다. 일반적으로 모든 생선류는 껍질에 단백질·지방·비타민·미네랄 등이 살보다 더 많이 들어 있음을 알 수 있다.

일일이 예를 들 수 없지만 채소나 과일류도 껍질에 비타민 A와 C가 많이 들어 있고 감자, 호박 등도 껍질에 영양소가 더 풍부하다.

그래서 쌀도 완전히 깎은 흰쌀보다는 배아와 속껍질이 붙어 있는 현미가 모든 면에서 영양학적으로 우수하다.

채소나 과일 등을 믹서로 갈아서 주스나 생즙으로 만들 때에 비타민 A·B_1·C 등이 산화되어 현저하게 줄어든다는 것은 누구나 다 아는 사실이다. 포도도 알맹이보다 껍질에 좋은 영양분이 많은 것이다. 생선을 먹을 때는 껍질은 물론 머리에서 꽁지까지 전부 먹고, 과일도 먹을 수 있는 껍질은 되도록 먹도록 하자.

몸을 보하는 영양탕

오장을 보해 주고 위장을 튼튼하게 하여 정력을 증가시키고 원기를 내게 한다.

우리나라는 역사가 길어서 그런지 또는 독창성이 풍부한 민족이라서 그런지 특이한 음식이 많다. 김치, 젓갈 등의 발효식품은 물론이고 개고기를 먹는 영양탕도 그 중의 하나라고 할 수 있겠다.

사람과 가장 친근한 애완동물인 개를 어떻게 먹을 수 있겠느냐고 말만 들어도 비위가 뒤틀리는 사람이 있는가 하면 삼복 더위를 극복하는 데는 땀을 뻘뻘 흘리며 먹는 영양탕이 최고라고 찬양하는 사람들도 있다.

그 나라의 관습과 개념의 문제이지 개고기 자체는 영양학적으로 볼 때 어엿한 동물성 단백질 식품이 될 수 있다. 다만 영양탕 애호가들이 신봉하고 있는 것처럼 딴 육류보다 월등하게 강장효과가 있는지에 대해서는 아직 과학적으로 뭐라고 말할 수 없다.

삼복 더위에는 몸이 지치기 쉬우므로 영양가 높은 고단백 음식을 섭취하는 것이 바람직한데 뱀장어, 영양탕 등이 그런 부류에 든다고 할 수 있다.

『동의보감』을 보면 개고기를 아주 높이 평가해 허약한 사람이 먹으면 오장을 보해 주고, 위장을 튼튼하게 하며, 무릎이나 허리가 냉해서 신경통이 있는 데 좋고, 정력을 증가시키며, 원기를 회복하게 한다고 쓰여 있다. 남자뿐만 아니라 여성에게도 좋아 냉증으로 대하가 있는 사람에게 좋다고 나와 있다. 누런 개가 좋고 흰개나 검은 개는 그보다 못하다고 나와 있는데 과학적으로는 입증된 바가 없다.

또한 음력 6월 삼복 때에 응달에서 100일 동안 말렸다가 볶아서 가루로 만들어 술에 타 먹는다고 하는데 아직 효능 여부를 보증할 자료는 없다. 영양탕을 먹을 때 마늘을 많이 곁들여 먹는 것이 보통인데 개고기와 마늘은 서로 상극이기 때문에 같이 먹어서는 안 된다. 대체로 마늘을 적당히 먹으면 몸이나 정력에 이로우나 많이 먹으면 빈혈이 생기고 신경을 많이 손상시킨다고 되어 있다.

무슨 음식이고 좋다니까 무턱대고 그것만을 편식하면 반드시 부작용이 생기게 마련이다. 아무리 영양탕이 좋더라도 한여름 내내 그것만 먹는 것은 바람직하지 못하다.

옛 사람들은 개고기에 밥을 섞은 뒤 누룩으로 발효시켜 술을 만들었는데 무술주戌戌酒라 하여 원기를 나게 하는 데 좋으며 특히 노인들의 식보로 제일이라고 했다.

Point 건강을 위한 명언 33

칼에 의해서 죽은 사람들보다는 과식과 과음에 의해서 죽은 사람들이 더 많다.
- 윌리암 오슬러

추위를 이기는 삼계탕

당뇨병일 경우에는 여기에 황기를 넣고 부인병일 경우에는 당귀를 넣으면 좋다.

세상 만사 모든 일이 극단적인 것은 좋지 않고 중용이 제일이다. 건강도 균형 잡힌 생활 가운데에서 유지된다. 어떤 사람은 유난스럽게 선식仙食이라고 하여 보통 음식물은 일절 먹지 않고 도토리·잣·깨· 콩 따위를 가루로 만들어 물에 타서 먹는 사람도 있다. 자기 좋다고 하는 일을 뭐라고 할 수는 없지만 전근대적 사고방식이라 아니할 수 없다. 몇 년 전에 일본의 어느 잡지사에서 필자를 찾아온 적이 있었다. 한국의 건강식을 취재하러 왔는데 특히 닭에 인삼을 넣어 고아 먹는 삼계탕이 신기하다고 했다.

인도에서는 소고기를 먹지 않고, 이슬람교도들은 돼지고기를 먹지 않지만 닭고기는 어디서나 먹으며 중국 요리에는 닭고기가 많이 들어간다. 돼지고기는 너무 지방이 많아서 고혈압인 환자에게는 좋지 않지만 닭고기는 그런 점이 없다. 중국 사람들은 닭고기 먹는 법을 여러 가지로 개발하여 닭고기 요리의 종류가 수없이 많고 닭을 사육할 때부터 약용으로 특별하게 기르는 경우도 있다.

참깨를 먹여서 기른 닭을 지마계, 우유를 먹여 기른 닭을 우호계라고 해 특별 영양식이 되고, 패모貝母라는 한약재를 조금씩 먹여 기른 닭은 패모계라고 하는데 가래를 삭히고 결핵 환자에게 좋다고 한다. 또 월계라고 하여 육질이 좋고 맛이 좋은 닭이 있는데 중국의 유명한 술인 소흥주의 찌꺼기를 먹여 기른 것이라고 한다.

보통 닭 종류도 많은데 종류와 효능을 다음과 같이 말하고 있다.

① 丹雄鷄 붉은 수탉 : 補虛盈肺, 婦女 帶下症
② 白雄鷄 흰 수탉　: 安五臟, 調中下氣
③ 黑雄鷄 검은 수탉 : 安胎, 止服痛, 補虛
④ 黑雌鷄 검은 암탉 : 生新血, 安胎, 産後 補藥
⑤ 黃雌鷄 누런 암탉 : 産後 補藥

우리나라에서는 오골계를 특히 높이 치는데, 뼈가 검푸른색으로 빈혈에 좋고 여성호르몬제가 된다고 한다. 구태여 이런 특별한 닭뿐만 아니라 일반 가정에서 닭고기를 더 많이 먹었으면 좋겠다. 인삼을 넣은 것이 삼계탕인데 추위를 많이 타는 노인, 부인들에게 좋고, 당뇨병이 있는 사람들은 여기에 황기라는 약재를 넣으면 좋고, 부인병에는 당귀를 넣는다.

구기자를 넣으면 정력제도 되고 눈도 밝아진다니 이런 식으로 음식으로 보약을 삼으면 맛좋고 건강에도 좋으니 바로 식약일체가 아니겠는가.

Point 건강을 위한 명언 34

질병은 인생을 깨닫게 하는 훌륭한 교사다. －W.NL.영안

소화를 돕고 위장을 튼튼하게 하는 식품

소화 불량의 원인

요즘은 스트레스가 주범, 먼저 편안한 마음을 갖도록

소화 불량은 대개 불안·초조·불쾌감 등의 감정에 의한 심리 작용 또는 대장·담낭·당뇨·맹장염·신장결석 등 내장 기관의 질병으로 인해 일어난다.

또한 과식이나 편식에서 오는 경우도 있는데 신체에 이상을 초래케 하므로 각별히 유의해야 한다.

습관적으로 오는 위장의 아픔은 신경성에서 오는 경우가 많으므로 먼저 휴식을 취하고 아픔을 가라앉힌다.

Point
건강을 위한 명언 35

 내가 죽은 뒤에도 나의 정신이 사람들의 마음속에 살아 있으면 나는 죽은 것이 아니다.　　　　　　　　　　　　　　　　　　　　　　－ 캠벌

고기를 먹은 후엔 배를

배의 오톨토톨한 것이 소화를 촉진시킨다.

우리나라의 가을처럼 풍성한 계절은 없다. 문자 그대로 오곡백과가 무르익는 계절이다. 가을 과일이 여럿 있지만 그 중에서도 배의 청신하고 감미로운 미각은 천하일품이다.

우리 속담에 "배 먹고 이 닦기." 라는 말이 있다. 배의 조직세포 가운데 석핵세포石核細胞라는 딱딱한 세포가 있는데 배를 씹을 때 그 마찰 때문에 치아의 때가 벗겨져 깨끗하게 된다는 것이다.

한식집에서 고기를 먹으면 배가 후식으로 따라나오는데 다 이유가 있어서이다. 즉 석핵세포가 소화를 촉진시키는 것이다.

겨울철에 배가 얼어 껍질이 검어지고 물렁물렁하게 되면 우리는 상했다고 버리는 것이 보통인데 중국 사람들은 동리凍梨라고 하여 일부러 만들어 팔고 있다.

겉은 검어졌지만 껍질에 구멍을 뚫어 연시처럼 속을 들이마시면 맛이 색다르다. 겨울철에는 공기가 건조해 인후염, 기관지염 등이 걸리기 쉬운데 동리는 그럴 때 좋은 약이 된다고 한다.

싱싱한 배는 맛이 좋을 뿐 아니라 영양가도 높다. 하지만 너무 많이 먹으면 속이 차져서 위장이 약한 사람은 많이 먹지 않는 것이 좋다.

배는 갈증을 멈추고 타액을 비롯하여 체내의 분비액을 증가시켜 주며 열을 내리는 해열 작용이 있으며 과음했을 때 술 깨는 데 좋다.

기침이 나고 가래가 많을 때 배 꼭지를 도려내어 뚜껑처럼 만들고, 속을 도려낸 다음 패모가루貝母紛 4g과 설탕을 넣어 뚜껑을 덮고 찐다.

이렇게 만든 것을 몇 차례 먹으면 기침 감기와 가래가 삭는다. 또 배와 무를 물에 삶은 액은 해열제, 거담제에 좋다고 한다.

배를 꿀과 섞어 두면 즙액이 생기는데 그것을 조려서 조청처럼 만든 것을 이고당이라고 하여 어린애들이 먹기 편한 기침약이 되며 부작용이 전혀 없어 어린이들 간식으로도 좋다.

중년기가 되면 몸과 마음이 과로하기 쉽고, 과음 과식해야 할 기회도 많다. 따라서 간 기능이 피로하고 소화력도 약해지며 산성 체질이 되어 피부가 거칠어지고 종기가 잘 생기며 당뇨병 · 고혈압 등 성인병이 되기 쉬운 사람들은 배를 먹으면 신체 기능의 균형이 잡히고 혈압도 내리게 된다.

예부터 이梨는 이利라, 몸에 이롭다고 하였다.

소화를 돕는 고추양념

매운 성분인 캡사이신을 피부에 바르면 염증이 생기고 심하면
물집이 생길 정도니 내장에 대해서도 그런 작용이 있으리라는 것은 짐작할 수 있다.

고국을 떠나 수만 리 타향에서 살더라도 반드시 들고 가는 것이 고추장일 정도로 우리나라 사람은 고추양념을 좋아한다.

고추의 매운맛이 몸에 좋으니 나쁘니 시끄럽지만 우리 음식에서 고추를 빼면 특색이 없어질 정도이다.

매운 성분인 캡사이신을 비롯해 빨간 색소인 카로틴·캡산틴·비타민 $A \cdot B_1 \cdot B_2 \cdot C$ 등이 들어 있는데 특히 비타민 C가 많아 좋다.

캡사이신의 약리 작용에 대해서는 연구된 것이 많으며 특히 우리나라 약학자의 연구가 유명하다.

소화액의 분비를 촉진해 소화 기능을 왕성하게 하는 작용이 있어 동물실험에서도 발육에 좋은 영향을 준다는 것이 알려지고 있다. 또 살균 작용도 있어서 장 내에서의 이상 발효를 막아 주어 뱃속을 편하게 하는 작용도 있다.

그러나 양이 지나치면 점막에 염증이 생기며 심하면 궤양도 생긴다. 고추 성분을 넣은 약을 피부에 발라 겨울철의 동상을 예방 또는 치료하

는 데도 사용된다.

　우리나라 사람의 위장 점막은 고추 때문에 만성비후성 염증 상태로 되어 있다는 연구도 있다. 고추의 매운맛은 겨자의 매운맛과는 달라서 혓바닥뿐만 아니라 뱃속에 들어가서도 계속적으로 자극을 주며 항문에서 배설될 때까지 자극을 주기 때문에 치질이 있는 사람에게는 좋지 않다. 간장, 신장 등에도 지나치면 좋지 않다.

　캡사이신을 피부에 바르면 염증이 생기고 심하면 물집이 생길 정도이니 내장에 대해서도 그런 작용이 있으리라는 것은 쉽게 생각할 수 있다.

　우리나라에 고추가 들어온 것은 임진왜란 무렵 일본에서였다고 되어 있는데, 일본에서는 반대로 그때에 우리나라에서 갖고 왔다고 되어 있다. 하여튼 고추의 원산지는 남아메리카 브라질의 아마존강 유역이며 그것이 전 세계에 전파되었다고 한다.

　그와 같은 고추가 유달리 우리나라에서 크게 환영을 받아 민족 음식처럼 되었다는 사실은 신기하다. "작은 고추가 더 맵다."고 체격이 작으면서도 야무진 사람을 표현하는 말이 있는데 필리핀이나 태국에는 길이가 1,2cm밖에 안 되는 조그만 고추가 나는데 말할 수 없이 지독하게 맵다.

　고추는 영양학적으로는 좋은 점도 많으나 지나치면 몸에 해로우니 우리 음식의 매운맛을 조금만 감소시켰으면 좋겠다.

위장을 튼튼하게 해 주는 달래
기침 감기나 백일해, 기관지염에 거담제 역할

아지랑이 피는 봄날 나물 캐는 아가씨 바구니에는 으레 달래가 담겨 있게 마련이다.

요즘은 달래를 재배하기 때문에 쉽게 달래나물이나 달래장아찌를 식탁에서 즐길 수 있게 되었다.

달래는 마늘이나 파와 같은 계통의 식물이며 영양이나 효능도 비슷해 식욕을 돋우고 강장, 강정제가 된다.

한문으로 산산山蒜이라 쓰는데 산에서 나는 마늘이란 뜻이 되겠다. 야산野蒜이라고도 한다.

독특한 향기가 별미이기도 하지만 입 속에 꽤 오래 남아 있기 때문에 아침에는 먹기 힘든 경우도 있다.

달래는 위장을 튼튼하게 하며 소화를 돕고 위암에도 좋다고 한다. 기침에도 좋아 기침 감기·백일해·기관지염에 거담제가 된다.

여성의 자궁출혈이나 월경 불순에도 효과가 있다니 달래는 이런 면에서도 여성과 관계가 깊다고 할 수 있겠다.

달래를 짓찧어 바르면 염증을 없애고 아픔을 멈추게 하는 진통 작용이 있기 때문에 독충에게 물렸을 때, 신경통 등에 사용되기도 한다. 편도선이 부어 목이 아플 때는 찧은 것으로 턱 밑을 찜질한다.

달래를 살짝 데쳐서 간장과 식초로 무친 것은 봄의 미각을 자아내게 할 뿐만 아니라 건강에도 좋으니 계절 따라 마련하는 자연의 섭리가 오묘하다고 할 수 있다.

달래는 지방에 따라서 달롱개 · 달룽개 · 달렁개 · 달리 · 꿩마늘 등으로 불리기도 한다.

산이나 들에서 나는 산채에 비해 재배한 것이 향기나 맛이 떨어진다고 하는 것은 사실이며 경우에 따라서는 약리작용도 약해지는 경우가 있다.

Point
건강을 위한 명언 36

질병은 몸의 고장이 아니라 마음의 고장이다. — 에디 부인

소고기의 소화를 돕는 파인애플
단백질 분해효소인 브로메린이 들어 있어 육류의 소화를 도와준다.

바나나와 더불어 또 한 가지 열대성 과일로 파인애플을 꼽을 수 있다. 우리나라에서는 제주도에서 비닐하우스 재배로 파인애플을 수확하고 있다.

모양이 잣나무 솔방울처럼 생겼다고 하여 '파인pine' 이고, 맛은 사과처럼 새콤하고 달면서 향기롭다 하여' 애플apple' 이 붙어서, 파인애플이라는 이름이 생겼다. 원래는 '아나나스' 라는 식물의 과실이다.

한자로는 봉리鳳梨라고 쓰는데, 그 향기와 맛이 문배와 비슷하다 하여 생긴 글자이다.

영양가는 바나나처럼 주로 당질로 되어 있고 20.8%, 100g당 열량은 86kcal이다. 비타민 C가 많아서 60mg이나 되지만, 통조림으로 가공할 경우 9mg으로 된다.

구연산, 능금산 등의 유기산이 들어 있어 새콤한 맛이 일품일 뿐만 아니라 원기회복에도 좋다. 껍질 근처에는 수산칼슘 결정이 들어 있어 혓바닥을 자극하므로 많이 먹으면 입 안이 깔깔해진다.

파인애플의 가장 큰 특색은 성분 중에 단백질 분해효소인 브로메린 Bromerin이 들어 있어 불고기용 살고기를 재워놓을 때 사이사이 파인애플을 넣어 두면 육질이 연해진다는 것이다.

이처럼 육류를 소화시키는 작용이 있으므로 위궤양이 있는 사람에게는 좋지 않다.

또 파인애플을 먹고 입가에 묻은 즙을 닦지 않으면 입 가장자리가 트고 피가 나는 수가 있는데 이것은 바로 소화효소 때문이다.

파인애플을 깎을 때 통째로 깎지 말고 가로로 네 조각 또는 여덟 조각으로 쪼개어 가운데의 심을 잘라버린 다음 칼을 넣어 껍질을 도려내면 편리하다.

Point
건강을 위한 명언 37

쾌락도 지혜도 학문도, 그리고 미덕도, 건강이 없으면 그 빛을 잃어 사라지게 될 것이다.
— 몽테뉴

오장을 이롭게 하는 상추

불면, 빈혈, 신경과민 등에 생즙을 내어 마시면 효과가 있다.

불고기를 먹을 때는 으레 탐스러운 상추가 따르게 마련이다. 상추잎에 불고기를 싸서 먹는 맛은 천하일품이다. 고기가 산성 식품이기 때문에 자연적으로 알칼리성 식품인 상추와 궁합이 맞는 것이다.

상추잎에 고추장, 된장을 넣어 밥을 싸서 입을 있는 대로 크게 벌리고 먹는 상추쌈은 우리 음식의 가장 특색 있는 풍경이라고 할 수 있겠다. 상추는 와거라고도 하며 엉거싯과에 딸린 채소이며 잎이나 줄기를 자르면 흰 즙이 나온다.

한방에서는 상추의 약효를 '利五臟, 開胸膈, 利氣, 堅筋骨, 去口氣, 白齒牙, 明眼目, 通經脈, 痛乳汁, 利小便, 利大小腸, 解熱毒酒毒.'이라고 하여 몸에 이로운 효과를 수두룩하게 나열하고 있다.

즉 오장을 이롭게 하고 가슴을 시원하게 하며 원기를 돕고 근육이나 뼈를 튼튼하게 하고 입 속의 냄새를 없애고 치아를 희게 하며 혈맥이 잘 통하게 하고 산후에 젖이 잘 나오게 하며 소변에 대한 이뇨 작용이 있으며 장을 이롭게 하여 열독이나 주독을 풀어준다는 것이다.

상추가 몸에 좋은 채소인 것만은 틀림없다.

성분으로는 지방유 세릴알코올 · 에르고스테롤 · 아미린 유사물질 등 · 호박산 · 정유 · 고미질 · 비타민 A등이 들어 있다. 상추의 즙액에 신경진정 작용과 마취 작용이 있어 많이 먹으면 졸음이 온다.

상추씨앗은 젖 나오게 하는 약 또는 이뇨제로 사용한다. 상추는 불면증 · 빈혈 · 신경과민 등에 생즙을 내어 먹으면 효과가 있다고 하여 많이 이용되고 있다.

상추 · 사과 · 양배추 · 셀러리 등을 두세 가지 적당히 섞어 녹즙기로 갈아 마시면 되는데 야채 생즙에 익숙하지 못한 사람들이 마시기 좋다.

하나 주의할 점은 기생충 문제인데 우리 속담에 "상추밭에 똥싼 개가 저 개 저 개 한다."라는 말이 있듯이 상추밭에 인분비료를 주어서는 안 된다. 반드시 청정채소이어야 한다. 물로 잘 씻어 기생충 알이 없도록 조심하는 것이 필요하다.

위장을 튼튼하게 하는 밤

밤의 속껍질을 말려 가루로 만든 것을
꿀에 개어 얼굴에 바르면 주름살이 펴진다고 한다.

밤 굽는 냄새에 가을을 느끼지 않는 무풍류객은 없을 것이다. 일전에 대만대학의 중국인 교수가 우리나라에 왔다가 돌아갈 때에 선물로 사 간 것이 밤 한 자루였다.

우리 주변에선 밤을 자루에 넣어 선물이라고 짊어지고 가는 사람은 없는데 대만을 비롯한 동남아시아에서는 밤을 귀한 과일로 여긴다.

요즘 야산의 개발로 밤 단지가 많이 생겨나 생산량이 많아진 것은 기쁜 일이지만 밤알이 크기만 했지 살이 묽어 벌레가 생기기 쉽고 맛이 옛날 경기도 양주 밤이나 평안남도의 함종 밤에 비하면 말할 수 없이 싱거운 것이 흠이다.

시조 작가 가람 이병기는 〈고향에서 보낸 밤을 받고〉라는 작품에서 이렇게 읊고 있다.

"그 봄날 심은 그 밤 이리도 굵었으리 / 가을 바람에 외오 굴러 들은 아람 / 잊었던 옛날 그 맛을 다시 알려 주어라 / 그리 보배로운 과일은 아니라도 / 그나마 나의 고향 그립던 풍물이니 / 한두 개 상머리에 남겨 두고 보리라."

　밤은 영양가가 높아서 포만감을 느낄 수 있으며 위장을 튼튼히 하고 원기가 나게 한다고 예부터 알려져 있다.

　『동의보감』에 "果中栗最有益, 益氣厚胃腸 補腎氣 令人耐飢과일 중에서 가장 유익한 것이 밤이니 기운을 돋우고 위장을 튼튼하게 하며 정력을 보해주며 사람으로 하여금 굶주리지 않게 한다."고 나와 있다.

　밤을 말려서 껍질과 보늬내피를 벗긴 것을 황밤이라고 하는데 이것을 두중이라는 약재와 같이 달여서 복용하면 정력제가 되며 특히 허리와 다리가 약한 노인에게 좋다고 한다.

　밤은 삶아서 먹어도 좋고 쌀에 넣어 지은 밤밥도 풍미가 있다. 중국 당나라 때의 당 태종이 밤을 쪄서 말렸다가 전쟁 때에 군량으로 사용해 싸움에 이겼다는 고사가 있는데 그것을 하동반河東飯이라고 한다.

　밤에 칼자국을 내어 모닥불에 묻어 구워 먹어도 좋고, 철사로 만든 석쇠에 굽는 것도 좋으나 왕모래를 넣은 솥에다 볶아 구우면 더욱 맛이 좋다.

　이유 없이 뒤가 묽어서 설사를 하는 사람이 밤을 계속 먹으면 대변이 굳지도 않고 묽지도 않은 기분 좋은 것이 배설되며 뱃속이 편해지고 기운이 난다.

　중국 사람들은 밤이 양고기의 노란내를 제거한다고 하여 고기 요리를 할 때 같이 넣어 끓인다. 밤 100g당 단백질은 3g 정도지만 전분과 당질이 듬뿍 들어 있으며 비타민류와 무기질이 비교적 많고 특히 비타민 C는 22mg이나 들어 있으며 굽거나 삶아도 비타민 C가 거의 파괴되지 않는다.

  밤껍질 삶은 물을 마시면 술 마신 후의 갈증과 위 나빠지는 것을 방지한다고 한다.

Point
건강을 위한 명언 38

자신이 건강하다고 믿는 환자는 고칠 길이 없다.   -H.F. 아미엘

소화 기능, 신경쇠약에 좋은 연밥

전신쇠약, 신경성 심장병, 피로회복에도 좋은 효과를 볼 수 있다.

불교에서의 연꽃은 장수·건강·행운·극락 등을 상징하지만, 유교에서는 연못의 감탕 속에서 솟아나서도 아름답고 신비로운 꽃을 피운다고 하여 군자의 높은 절개를 상징한다.

땅 속의 뿌리줄기는 연근이라고 하여 저냐·죽·정과 등의 음식을 만들고 간장으로 조리면 반찬으로도 좋다.

어린잎을 하엽이라고 하며 데쳐서 쌈으로 먹는다. 열매의 씨는 연밥 또는 연자라고 하여 강장, 자양제가 되며 불로식이라고 한다.

몇 년 전 일본에서 수천 년 동안 땅 속 깊이 묻혀 있던 연씨를 발굴해 냈는데 적당한 수분을 주었더니 발아하여 꽃을 피었다고 한다.

이런 것을 보더라도 연꽃의 생명력이 얼마나 끈질긴 것인가를 알 수 있다. 중국에서는 연자蓮子가 연자蓮子·연달아 아들을 낳는다와 발음이 같아 결혼 축하피로연에 연밥이 나온다고 한다. 연밥은 소화 기능 쇠약에서 오는 전신쇠약, 신경성 심장병, 원기회복 등에 좋으며 특히 연자죽蓮子粥을 계속 만들어 먹으면 자양, 강장제가 된다.

신선한 연밥을 구할 수 있으면 더욱 좋지만 구할 수 없을 때는 약재상에 가면 한약재로 쓰는 연자를 살 수 있다. 그것을 따뜻한 물에 3시간 정도 담가 두면 껍질을 벗기고 그런 다음에는 두 쪽으로 쪼개서 속에 들어 있는 녹색인 배아를 떼어 버린다. 그냥 넣고 죽을 끓이면 맛이 쓰다.

연밥 200g을 깨끗이 씻어 흰쌀 1컵을 넣고 물 1.8 *l* 로 죽을 쑨다. 이때 대추를 몇 개 썰어서 넣고 두 시간 정도 약한 불로 끓여 900cc 정도가 되게 조리면 된다.

식욕이 없고 조금만 식사를 해도 위에서 먹은 것이 내려가지 않고 대변도 신통치 않아 언제나 설사 기운이 있는 사람이 이 죽을 계속 복용하면 반드시 효과가 나타난다. 이 분량은 4인분 기준이다.

특히 소화 불량으로 기운이 없는 어린아이들에게 먹이면 눈에 띄게 효과가 나타난다. 갱년기의 여성이 신경성 심장병으로 가슴이 뛰고 정신이 불안 초조하며, 아무런 까닭도 없이 신경이 예민한 사람은 연밥 20개, 용안육龍眼肉·약재상에서 구할 수 있음 5개, 산조인酸棗仁 10g을 물로 달여서 여러 차례에 걸쳐 나누어 마시면 차차 증상이 가라앉는다.

설탕을 적당량 넣으면 마시기 좋다. 뿌리인 연근에는 비타민 C가 많으며 100g당 20mg 변비를 예방하는 작용이 있다. 연근을 썰어서 놔두면 공기 중에 산화되어 검은색으로 변하므로 물에 담가 두거나 데칠 때 소량의 식초를 넣으면 흰색으로 된다.

위궤양에 좋은 양배추

피타고라스도 양배추가 원기를 나게 하고
기분을 침착하게 만들어 주는 채소라는 것을 알고 있었다.

양식에는 거의 빠짐없이 양배추 샐러드가 따르게 마련이다. 샐러드의 맛이 일품이라는 것은 모르는 사람이 없겠지만 소화성 궤양위궤양과 십이지장궤양의 훌륭한 치료약이 된다는 사실은 처음 듣는 사람이 많을 것이다.

양배추를 그냥 또는 녹즙기로 갈아서 먹으면 위산과다증·위염·위궤양·십이지장궤양·간염·궤양성 대장염 등에 좋은데 무슨 성분 때문에 그런 효과가 나타나느냐가 밝혀진 것은 1950년 미국의 학자에 의해서이다.

그 성분을 항궤양성인자抗潰瘍性因子 또는 비타민 U라고 부르며 화학명으로는 메칠-메치오닌-슬포늄클로라이드MMSC라고 한다.

가슴이 쓰리고 트림이 나고 식욕이 없을 경우에 비타민 U가 효과를 나타낸다. 과음을 해 위가 상했을 때 양배추즙이 좋다.

양배추에는 비타민 C 함량이 많고 100g당 50mg 흡수되기 쉬운 칼슘과 아미노산도 많이 들어 있고 섬유질이 많아서 변비에도 좋다.

변을 장 속에 오래 담아 두고 있으면 어떤 상태일 것인가를 상상해 보라. 대변의 나쁜 성분이 재흡수되어 자가중독을 일으켜 노화를 촉진시킨다.

또 대장 점막에 암이 생기기 쉽다. 하여튼 내보내야 할 것은 빨리 내보는 것이 상책인 것은 말할 나위도 없는 이치이다.

비타민 C와 비타민 U 두 가지가 모두 열에 약하기 때문에 양배추는 될 수 있는 대로 생식하는 것이 좋다는 것도 알아 두어야 한다.

양배추는 원래 지중해 연안 지방이 원산지이며 옛날 그리스·로마 시대의 유명한 수학자이던 피타고라스가 "양배추는 원기를 나게 하고 기분을 침착하게 만들어 주는 채소이다." 라고 쓴 것이 있는 것을 보면 옛날부터 양배추가 좋은 것을 알고 있었던 모양이다.

Point
건강을 위한 명언 39

깨끗한 마음과 생각, 이러한 보배진리, 진리를 얻으려면 가죽 주머니육신를 버려야 한다.
― 지눌

소화 촉진제 부추

별명이 기양초인데 문자 그대로 양기를 북돋워 주는 채소라는 뜻이다.

중국 요리에 부추잡채라는 게 있다. 중국 요리에서 부추는 없어서 안 될 야채이다. 부추는 몸에 좋으며 특히 정력제라고 하는데 과연 그럴까.

부추는 달래과에 속하는 풀이며 잎을 구채, 씨를 구자라고 한다. 씨를 물에 담가 싹이 나게 한 부추나물은 구황이라고 한다.

부추의 별명을 기양초起陽草라고 하는데 문자 그대로 양기를 북돋워 주는 채소라는 뜻이다.

예부터 오신五辛이니 오훈五葷이니 하여 다섯 가지의 맵고 냄새나는 채소, 즉 마늘·달래·무릇·김장파·세파 또는 부추·자총이·마늘·평지·무릇 등은 수도修道를 하는 사람들은 먹어서는 안 된다고 했다. 이런 것을 먹으면 음욕과 분노가 유발되기 때문이라는 것이다.

훈주불입산문葷酒不入山門이라는 말도 있는데 마늘, 파 등의 자극적인 채초採草와 술을 먹는 사람은 절에 들어와서는 안 된다는 뜻이다.

한방에서는 부추를 정력제·만성 설사·변비·식욕증진 등에 쓴다.

과학적으로 보아도 비타민 A·B·C 미네랄이 많이 들어 있고, 특이한 냄새가 나는 유황화합물 성분이 소화 촉진·식욕 증진, 땀을 나게 하여 열을 내리고 균의 번식을 막는 등의 약리 작용이 있다.

씨앗을 한번에 30알 정도 달여서 마시면 유정遺精·몸이 허약해 잘 때 무의식중에 정액이 나오는 증상에 좋다는 한방 처방도 있다. 또 이뇨작용도 있다. 우리말에 부추장아찌, 부추죽, 부추떡 등의 말이 있는 것을 보면 옛날에 부추를 꽤 많이 먹었다는 것을 알 수 있다.

영양 좋고 뱃속을 편하게 하고 정력제가 된다는 부추를 좀 더 애용할 필요가 있다.

부추를 썰어서 육류나 계란과 같이 프라이팬에 기름을 두르고 볶아 잡채를 만들어 먹으면 식욕이 없을 때 좋다.

신선한 부추 50g 정도를 물과 같이 믹서에 넣어 갈아서 아침 공복에 마시면 식욕 증진과 변비에 좋다.

질좋은 강정 식품

동물성 강정식품

뚜렷한 근거도 없이 전해 내려오는 강정식품을 과연 믿어도 되는 걸까?

자주 받는 질문 중에 생사탕이나 영양탕이 건강에 좋으며 특히 허약한 사람의 정력제로는 무엇보다도 제일이라는데 과연 근거가 있느냐 라는 질문이다.

우리 주변에는 여러 가지 동물성 강정식품이라는 것이 많다.

예를 들면 뱀, 개를 비롯해 흑염소 · 자라 · 도마뱀 · 개구리 · 물개뿐만 아니라 어린 사내아이의 오줌까지도 정력제가 된다고 한다.

홍콩에서 가장 잘 팔리는 강정주強精酒가 있는데, 삼편주三鞭酒라 하여 세 가지 동물의 수컷 생식기를 말린 것이 원료가 된다고 한다.

옛날 약일지라도 정확한 근거에 의해 병 고치는 데 처방되는 약이 있는가 하면 소위 비방이라고 하여 정확한 근거도 없이 믿음과 호기심 가운데에서 전해져 내려오는 약이 있다.

정력을 강하게 해 준다는 약은 대체로 후자에 속한다.

위에 나열한 동물성 식품 또는 약들이 모두 그 나름대로의 영양분을 지니고 있기 때문에 먹으면 그만큼 칼로리가 섭취되리라는 것까지는 알 수 있어도 과연 중요한 작용이 있는가에 대해서는 과학적 근거가 아직 마련되지 못했기 때문에 뭐라고 장담할 수 없다.

먹어서 효과가 있다는 것을 증명하기 위해서는 사람마다의 경험담만으로는 완전치 못하기 때문에 반드시 실험 결과가 있어야 한다.

그러나 동물성 약품은 성분이 호르몬 계통이나 복잡한 단백질 등으로 되어 있기 때문에 과학화한다는 것이 아주 어려운 상태에 있다.

그렇다고 그와 같은 동물성 강정제들이 효과가 없다고 그만둘 근거도 없을 뿐만 아니라 그런 식품이 대체로 비싸고 구하기 힘든 것인데도 불구하고 애용하는 사람들이 계속 있는 것을 보면, 첫째로는 이렇다 할 부작용이 없다는 것을 짐작할 수 있고 또 심리 작용일지라도 무언가 효력이 있는 것으로 느껴지기 때문에 백 년 천 년을 두고 전해 내려오는 것이 아닐까 하는 긍정적인 생각도 할 수 있다.

그러나 그런 비싼 가격으로 산 육류가 보통 육류와 다를 바가 없다면 차라리 돼지고기나 닭고기 같은 육류를 사서 가족 전체가 꾸준하게 섭취하면 오히려 가족의 건강관리에는 더 좋을 것 같다는 생각도 든다. 이러한 강정제를 전혀 모르면서도 전체적으로 고르게 건강한 선진국 사람들의 모습에서 우리는 쉽게 알 수 있을 것이다.

육식과 정력의 함수관계
적당한 육식은 스태미나의 원천이 된다.

적당한 육식이 건강과 스태미나의 원천이 되는 것은 말할 나위도 없다. 그러나 지나친 육류 섭취가 도리어 성인병의 원인이 되고 정력을 감퇴시키는 결과를 가져온다는 것을 모르는 사람이 많다.

동양 사람들은 서양 사람들에 비해 인체구조상 장의 길이가 길어서 채식에 적당하다.

그러므로 지나친 육식을 하면 소화 과정에서 독소가 생겨 건강을 해치고 나아가서는 정력을 감퇴시키는 원인이 된다. 일반적으로 육식은 노폐물이 많이 생기기 때문에 그와 같은 독소가 혈액을 혼탁시켜 당뇨병·동맥경화·신경통·기능 장애 등을 일으킨다.

오늘날 우리나라의 식생활이 윤택해져서 육류 소비량이 많아진 것은 좋으나 육류를 많이 먹을수록 좋다는 그릇된 생각으로 지나치게 먹어 심지어는 초등학생 중에도 이상비만증이 생기고 고지혈증으로 동맥 경화가 일어나고 있는 사실을 알아 둘 필요가 있다.

육식을 하면 혈액이 산성화되어 그 자극으로 섹스에 대한 욕구가 강해지는 수가 있다. 폐결핵 환자가 성욕이 강하다고 하는 것도 진정한 스태미나가 충실하기 때문에 생긴 것이 아니고 혈액의 산성화에 의한 자극 때문에 생긴 성욕이라고 한다.

이와 같은 가수요적인 성적 충동을 건강의 결과라고 착각해 정력을 낭비하면 언젠가는 기력이 쇠퇴하게 되어 병의 근원이 된다.

육류에는 섬유질이 없기 때문에 변비가 생기기 쉽다. 따라서 대변이 오래 장 속에 축적되면 독소가 흡수되어 노화와 정력 감퇴를 일으키게 된다.

그와 같은 단점을 보완하기 위해서는 육식과 아울러 많은 분량의 채소를 섭취해 음식의 균형을 잡도록 해야 한다.

Point
건강을 위한 명언 40

더욱 높아지려고 노력하는 정신적인 인간이 무엇보다 먼저 회피해야 할 것은 사물을 자명自明한 것으로서 받아들이는 것과 편애偏愛하는 것이다.
— 게오르크 짐멜

정력제가 되는 마늘

옛날 이집트에서 피라미드를 만들 때 노예들에게 마늘을 먹였기 때문에 그 놀라운 건설을 이룩할 수 있었다고 한다.

마늘이 강정·강장 작용을 하여 몸에 좋다는 것은 누구나 다 알고 있는 사실이다.

우리나라 단군 신화에 마늘이 나오는 것을 보면 우리 민족과 마늘은 꽤 일찍부터 인연이 있었던 것이 틀림없다. 그러나 아무리 좋은 약일지라도 지나치게 먹으면 도리어 해를 입는다.

오랜 연구에 의해 마늘을 너무 많이 먹으면 시력이 나빠진다는 사실을 알아냈다.

또 마늘과 개고기를 같이 먹지 말라고 『동의보감』에 적혀 있는데 우리 영양탕에는 꼭 마늘을 곁들여야 하는 것으로 생각해 놀랄 만큼 많은 분량의 마늘을 먹고 있다.

마늘은 살균·정장·백일해·폐결핵·마른버짐 등에 효과가 있다는 것은 다시 설명할 필요가 없다.

또 마늘 성분과 비타민 B_1이 결합되면 TPDthiamine propyldisulfide라는 지속형 활성비타민이 되어 비타민 B_1의 흡수율이 좋아진다.

옛날 이집트에서 피라미드를 만들 때 노예들에게 마늘을 먹여서 그 놀라운 건설을 이룩했다는 설도 있고, 중국 노무자들이 먹는 것이 시원치 않은데도 건강을 유지하는 것은 마늘을 먹기 때문이라고도 한다.

마늘의 무슨 성분이 강장·강정 효과를 나타내느냐에 대해서는 알리신이라는 매운 성분 때문이라고 하는 연구도 있고, 또 이와 반대로 매운 성분과는 관계없는 스코르디닌이라는 성분 때문이라고 주장하는 연구도 있다.

또 마늘에는 셀레늄이라는 미량의 원소가 들어 있는데 그것 때문에 마늘이 좋다는 학설도 있다. 오랜 세월 좋다고 되어 있는 음식물을 과학적으로 연구하면 연구할수록 새로운 사실이 드러나는데 오랜 경험의 축적이 얼마나 놀라운 것인가를 말해 주는 것이다.

우리 음식에서는 마늘을 양념으로 먹기 때문에 모르는 사이에 적당히 섭취하고 있는 셈이지만 마늘을 꿀과 같이 가열하면서 으깨어 만든 것을 매일 먹어도 좋고 식초, 소금물에 담가 장아찌를 만들어 먹어도 식욕을 돋워 주고 위장의 소화 기능을 증진시키며 소주에 마늘을 넣어서 마늘주를 만들어 마시는 것도 좋다.

그러나 한번에 먹는 분량이 마늘을 간 것 2,3개 정도면 좋고 그 이상 먹으면 오히려 자극성 때문에 시력과 위장이 약해지고 빈혈마저 일어난다니 무슨 일이든 적당한 것이 약이지 지나치면 해가 된다 하겠다.

부부 화합의 묘약 대추

대추에 인삼을 넣고 달여서 마시면 위장이 약하거나 이렇다 할 병도 없으면서
원기가 없고 빈혈이 있는 사람에게 좋다.

우리 속담에 "양반 대추 한 개가 하루 아침 해장." 이라고 하는 말이 있다. 그만큼 대추가 몸에 좋다는 뜻이 되겠다.

한약을 달일 때에 으레 대추를 같이 넣는 것도 대추가 모든 약과 잘 어울려서 조화가 되기 때문이다.

즉 약의 부작용을 막고 약 때문에 위가 상하지 않도록 한다. 대추는 영양분이 풍부할 뿐만 아니라 위장병·빈혈증·전신쇠약·불면증 등에 좋으며 오래 먹으면 체력을 향상시킨다.

대추를 부부 화합의 묘약이라고 하는데 대추를 달인 차에 꿀을 섞어 매일 마시면 강장, 강정 작용이 있기 때문이다. 대추는 많이 먹어도 부작용이 없기 때문에 입에 맞도록 적당히 달여서 마시면 된다.

특히 여성이 신경이 날카롭고 히스테리가 있을 때에 대추 10개, 감초 3g, 밀 10g을 같이 섞어 물을 넣고 달여서 마시면 신경질이 없어지고 천하태평이 된다.

이렇게 간단한 처방이 어떻게 그런 효과가 나는지 신기하기만 한데

이 처방의 이름을 '감맥 대조탕' 이라고 한다.

대추에 인삼을 넣고 달여서 마시면 위장이 약하거나 아무 병도 없으면서 원기가 없고 빈혈이 있는 사람에게 좋다.

대추 10개에 파의 흰 밑동을 물과 같이 넣고 달여서 취침 2시간 전에 마시면 잠이 잘 오며, 몸살 기운으로 전신이 아픈 것을 멈추는 효과가 있다.

대조주大棗酒를 만들어 두고 마시면 강장제가 되며 노화 예방에도 좋다. 대추 200g, 설탕 200g또는 꿀에 소주 1 l 를 넣어 약 2개월쯤 두면 꼭 알맞게 마시기 좋은 약술이 된다.

하루에 소주잔으로 반잔 정도로부터 시작하여 익숙해지면 한 잔 정도로 늘려도 좋다.

이런 약술은 한꺼번에 많이 복용해 약이 되는 것이 아니다. 적당한 분량씩 지속적으로 마시는 것이 필요하다.

남자의 정력제 더덕

위를 튼튼하게 하고 폐가 약한 사람에게 이로우며
기관지염과 월경 불순에도 효과가 있다.

산나물 중에서도 도라지와 더덕은 우리나라 특유의 것이며 두 가지가 모두 초롱꽃과에 속하는 식물이다.

단군 때부터 고려에 이르기까지의 역사를 적은 『해동역사海東繹史』라는 책을 보면 고려시대에 더덕을 나물로 만들어 먹었다는 기록이 있다.

고려 때에 더덕을 처음으로 먹기 시작했다는 뜻이 아니라 그 전부터도 먹어 내려오던 것이며 고려 때의 대표적인 나물이었다는 뜻일 것이다. 더덕을 이두글자로는 '加德'이라고 쓴다. 더덕과 비슷한 식물로 잔대라는 것이 있는데 그 뿌리를 우리의 더덕처럼 일본에서 먹는데 그 식물의 이름을 일본말로 '도도키'라고 한다.

옛날 일본이 우리나라와 문화교류를 할 때 우리의 더덕과 같은 식물로 생각해 더덕을 일본식으로 발음하여 도도키가 되었을 것으로 생각된다. 우리나라에서는 더덕을 사삼沙蔘이라 하고 일본에서는 잔대를 사삼이라고 한다. 사삼은 위를 튼튼하게 하고 남자의 정력제가 되며 폐가 약한 사람에게 이롭다고 되어 있다.

　기관지염에도 좋고, 여성의 월경 불순에도 효과가 있다고 되어 있으며, 성분은 인삼이나 도라지와 마찬가지로 사포닌 화합물이 들어 있다.

　더덕은 도라지보다도 향기롭고 살이 연하여 도라지나물보다도 훨씬 귀한 나물이다. 양념을 발라 구운 더덕구이를 비롯하여 더덕무침, 더덕 장아찌 등은 구미를 돋우어 준다. 더덕뿌리 중에서 몸이 매끈하고 쪽빠진 것을 수컷이라 하고 통통하면서 수염이 많이 달린 것을 암컷이라고 하는데 요리를 할 때는 수컷을 선호한다.

　더덕무침 만드는 법을 속리산에서 한 식당을 경영하는 남경희 씨가 쓴 『간추린 우리나라 음식 만드는 법』이라는 책에서 인용해 보기로 한다.

❶ **재료 :** 더덕 300g, 소금 1작은술, 참기름 1작은술, 설탕 3작은술 조미료 1/2작은술, 식초 1작은술.

❷ **만드는 법 :** 더덕은 껍질을 벗겨 절구에서 찧어 곱게 찢어 놓는다.

　그때 생긴 진이나 즙은 버리지 말고 술에 넣거나 냉수에 설탕을 타서 섞어 마시면 약이 된다.

　찧은 더덕에 소금, 설탕을 넣고 주무른 뒤 참기름과 조미료를 넣어 새콤하게 무치면 된다.

활력보강제 마

허하고 지친 데 좋으며 여윈 것을 고친다.

마의 중국 이름은 원래 '서여'인데 당나라 때 임금의 휘자諱字가 '여'라고 하여 '서약薯藥'이라고 고쳐 부르다가 다시 송나라 영종의 휘자가 '서'인 바람에 결국 '산약山藥'으로 되어 버렸다는 고사가 있다. 마는 재배도 하지만 산에서 나는 야생종이 약효가 더 좋은 것으로 알려져 있다.

약으로 사용하는 부분은 뿌리지만 잎사귀 옆에 돋아나는 콩알 같은 것을 '영여자零餘子'라고 하여 역시 약이 된다.

『동의보감』에 나와 있는 마의 약효를 읽어 보면 "마뿌리는 허하고 지친 데 좋으며 여윈 것을 고치고 오로칠상五勞七傷을 보해 주니 뿌리를 채취해 쪄서 먹든지, 또는 죽을 쑤어 먹어도 모두 좋다."고 되어 있다.

과연 이와 같은 약효를 뒷받침할 만한 성분이 있는 것일까. 분석을 해 보면 전분·당류포도당·과당·설탕·점액질무친·글루코사민·타이로신·로이신·글루타민산·아르기닌·디아스타제 등이 들어 있고 디오스포닌이라는 사포닌도 들어 있어 동맥 경화증에 좋다고 한다.

디아스타제는 소화효소이고 무친이라는 점액질은 위점막에서 분비되는 물질인데 이것이 결핍되면 위궤양이 된다. 아르기닌이라는 아미노산은 세포의 신진 대사와 증식에 필요하며 신경세포의 영양분으로 없어서는 안 될 성분이다.

마를 정력증강제라고 하는 이유도 이런 데 있는지 모르겠다. 비타민 A · B · C가 들어 있고 빈혈에 필요한 철분도 들어 있다.

중국 신문화 운동의 개척자이던 후스胡適가 당뇨병에 마와 황기를 같이 달여서 마셨더니 돼지의 췌장과 옥수수 수염도 같이 넣어 끓여서 수프 상태로 먹으면 더욱 좋다고 한다 효과가 있다고 발표해 한 때 구미에서도 마가 유명해졌던 적이 있었다.

마는 생즙으로 갈아서 먹는 것도 좋지만 싫어하는 사람들은 썰어 넣어 죽을 만들어 먹으면 좋다. 발육기에 있는 어린아이들 영양제로도 좋다.

정력제의 왕 음양곽

염소가 이 잎사귀를 뜯어 먹고 하루에 백 번을 교미했다고 한다.

예부터 섹스를 강하게 하는 최음제催淫劑로 유명하다. 특히 남성의 정액분비량을 많게 해 주는 작용을 한다.

음양곽이라는 이름은 염소가 이 잎사귀를 뜯어 먹고 하루에 백 번을 교미를 했다하여 붙여졌는데 '음탕한 염소의 풀'이라는 뜻이다.

가지 셋에 잎사귀가 아홉 개 붙어 있어 삼지구엽초三枝九葉草라고도 하며 약재상에서 쉽게 살 수 있다.

약용으로 쓰는 것은 잎사귀와 줄기를 말린 것이다. 하루에 4~12g 정도를 물에 달여 먹기도 하고 술에 담가 마시기도 한다.

선령비주仙靈脾酒라는 것은 소주 1ℓ에 음양곽 60g, 복령茯笭 30g, 대추 적당량, 꿀 100g을 넣어 담근 것인데 한 달쯤 두었다가 매일 저녁 소주잔으로 1,2잔 정도 마시면 임포텐츠가 치료되고 정력이 생긴다. 아직도 이와 같은 강정작용을 하는 성분이 밝혀지지 않았지만 에피미딘·마그노플로린·이카리인 등의 성분이 분석되고 있으며 동물실험에서 남성호르몬 비슷한 작용을 나타내며 정액분비 촉진작용 등이 있다고 보고되었다.

『동의보감』을 보면 "補腰膝, 丈夫絶腸不起, 女人絶陰無子, 老人昏耄, 中年健忘, 治陰症, 丈夫久服令有子 허리와 무릎 쑤시는 것을 보하며, 남자가 양기가 부족하여 발기하지 않는 경우, 여자가 음기가 부족하여 아기를 낳지 못할 때, 노인의 망령, 중년의 건망증, 음위증 등을 고치며 남자가 오래 장복하면 아이를 낳게 할 수 있다."라고 쓰여 있으니 중년 이후의 남자들은 실험해 볼 만하다.

Point
건강을 위한 명언 41

독약은 냄새부터 좋지 않은 데 반해, 정신적인 독약은 안타까우리만큼 매혹적으로 보입니다.　　　　　　　　　　　　　　　　　－톨스토이

여러 가지 강정주 强精酒

퇴근 후 술집 순례를 해야 직성이 풀리는 애주가들을 베드와인으로 고치면 어떨까?

속칭 베드와인bed wine이라는 말이 있다. 잠자리에 들기 전에 한 잔 마시면 정력제 또는 흥분제가 된다는 술을 뜻하며 예부터 주색이라고 하여 술과 섹스는 함께 하게 마련이었다. 사람의 대뇌피질은 신피질과 구피질로 구성되어 있는데 술을 마시면 우선 신피질이 마비되기 시작한다. 신피질은 지능·이성·자제력 등을 관장하며, 구피질은 식욕·성욕 등의 본능적인 행동을 관장한다. 평상시는 신피질이 구피질을 억제하고 있기 때문에 본능적인 행동을 삼가며 체면을 차리게 된다.

그러나 신피질이 마비되면 억제력이 풀려서 구피질의 활동이 표면에 노출되어 행동이 본능적으로 된다. 술을 마시면 그와 같은 자제력·수치감·죄책감 등이 마비되어 성적인 행동을 하게 된다. 그러므로 술이 스트레스나 성노이로제를 해소하여 섹스 행위를 촉진시키는 작용도 한다.

또 만성 알코올중독자는 성적으로 무능력해지며 앞에서 잠깐 언급했듯이 취침 전의 적당한 음주가 미약 媚藥 구실을 할 수 있도록 술에 여러 가지 약초 따위를 넣은 것을 베드와인이라고 한다.

서양에서 베드와인으로는 여러 가지 리큐르주Liqueur가 있으며, 우리나라에도 예부터 여러 가지 약용주가 많다. 선령비주仙靈脾酒 · 오가피주五加皮酒 · 하수오주何首烏酒 · 구기주枸杞酒 등이 그 예이며, 약초뿐만 아니라 동물성인 것으로는 독사를 넣어서 만든 뱀술, 개고기로 만든 무술주戊戌酒 등이 있다.

요즘 가정에서 손쉽게 만들 수 있는 베드와인을 몇 가지 소개하고자 한다. 날계란이 정력에 좋다고 하는 것은 동서양이 마찬가지인데 술에 노른자를 넣어 만든 계란술卵酒이 있다. 서양에서는 에그노그eggnog라고 하며, 우리나라 계란술은 노른자위를 풀어서 휘저으면서 뜨겁게 데운 청주를 살살 부어서 섞는다. 서양 사람은 흑맥주에 노른자위를 넣어서 에그 스타우트egg stout를 만드는데 흑맥주 1병에 노른자 3개 정도를 잘 휘저으면서 섞는다.

흑맥주가 없을 때는 보통 맥주라도 괜찮은데 컵에 노른자위 1개와 레몬 1/2개를 짜서 낸 즙을 넣은 뒤 휘저으면서 맥주를 부어 넣고 마시면 된다. 에그노그는 노른자 · 우유 · 술의 3가지를 배합하여 만들며 술의 종류, 배합하는 비율 등은 자유롭게 할 수 있다. 설탕이나 꿀을 넣어도 좋은데 설탕은 흰설탕보다 흑설탕이 좋고, 꿀은 더욱 좋다.

이런 술은 무턱대고 많이 마시려는 생각이 들지 않아 과음하는 일이 없어 좋다. 주부들이 남편의 술타령을 고치려면 이와 같은 베드와인 솜씨를 부려서 만들어 권하는 정성도 필요하지 않을까?

양정養精, 익기益氣에 좋은 미나리와 셀러리

정력을 기르고 원기를 더해 주며 소변을 잘 나오게 한다.

　옛 시조에 "겨울날 따스한 빛을 님 계신데 비추고자 / 봄 미나리 살찐 맛을 님에게 드리고자 / 님이야 무엇이 없으랴마는 내 못 잊어하노라."가 있듯이 무엇이 없으랴만 미나리를 못 잊어하는 사람이 어찌 필자뿐이겠는가.

　미나리과 식물에는 미나리 말고도 약초가 많다. 당귀當歸·백지白芷·전호前胡·시호柴胡·천궁川芎·강활羌活·방풍防風·회향茴香……모두 모으면 한약방을 하나 차릴 만하다. 미나리도 몸에 좋다고 되어 있으며 비타민 B·C·정유精油, 플라본 등을 함유하고 있으며, "養精 益氣 令人肥健 利小便 二大小腸 정력을 기르며 원기를 더해 주고 살을 찌게 하며 소변을 잘 나오게 하며 뱃속을 편하게 한다." 등의 약효가 있다고 『본초서』에 나와 있다.

　어려운 이야기는 접어 두더라도 향긋한 맛이 식욕을 증진시키며 감기가 오려고 할 때 산뜻한 미나리국으로 몸을 훈훈하게 해 주면 땀이 나면서 거뜬하게 몸살이 풀린다.

한방에서는 미나리가 황달에 좋다고 한다. 열병을 앓고 난 다음에 회복이 잘 되지 않을 때 미나리를 달여마시거나 미나리나물을 먹으면 회복이 빠르다.

폐·위·장 등에 울혈이 되어 열이 있을 때 잇몸에서 피가 나오거나 코피가 나오는 수가 있는데 그런 때에 미나리로 생즙을 내서 마시면 효과가 있다.

객혈이나 토혈에 대해서도 지혈을 한다. 미나리 잎이나 줄기가 딱딱해 먹을 수 없을 때는 말려 두었다가 헝겊주머니에 넣어 목욕물에 넣으면 몸이 더워지기 때문에 겨울철 몸이 찬 사람에게 좋다.

이와 같이 미나리가 좋다니까 미나리 비슷한 풀을 미나리인 줄 알고 잘못 먹어 낭패를 볼 수도 있다. 같은 미나리과에 속하는 식물로서 독미나리개발나물아재비가 있는데 이것은 문자 그대로 독성이 있다.

양식으로 칵테일 파티를 할 때 셀러리가 나오는데 씹으면 아작아작하고 냄새가 향긋하다. 어떤 사람은 그 향기 때문에 좋아하지 않지만 정력제가 된다는 말에 먹는 경우도 있다.

셀러리는 서양 미나리라고 할 수 있다. 비타민 A_1, B_1, B_2, C 등이 들어 있고 칼슘, 인 등의 미네랄을 많이 포함하고 있어 영양소가 높은 채소이다. 생식하면 식욕이 증진되고 변비가 없어진다.

야채주스를 만들 때 셀러리가 중요한 한몫을 차지한다.

중국에서는 10세기경부터 셀러리를 호근胡芹이라는 이름으로 이용해 왔는데, 흥미로운 사실은 일본에는 16세기에 가토 기요마사가 우리나라에서 가져왔다고 해 셀러리를 기요마사 닌징이라고 불렀다는 고사가 있다.

Point 건강을 위한 명언 42

눈에 보이거나 보이지 않는 지상의 모든 것은 그 본질이 정신적인 것이다.
— 칼릴 지브란

회춘을 돕는 당근
당근을 먹는 것은 '태양의 활력'을 먹는 것

일본에서는 인삼과 당근의 발음이 같으며 닌징이라고 한다. 혼동이 되기 때문에 인삼은 특별히 조선인삼이니 약용인삼이라고 불러서 구별한다.

당근을 닌징이라고 하는 것은 당근이 인삼처럼 몸에 좋다는 뜻에서 생긴 것인지도 모르겠다. 그만큼 일본 사람들은 당근을 정력제가 되는 채소라고 애용한다.

우리나라에서는 옛날 독특한 향기에 익숙지 못해 별로 먹지 않았으나 요즘은 보편적인 채소가 되었다.

당근은 녹황색 야채 중 으뜸가는 것이며 영양학적으로 볼 때 매일 채소를 300g 정도 먹는 것이 바람직하며 녹황색 채소와 담색 채소를 절반씩 섞어 먹는 것이 좋다.

녹황색 채소란 카로틴이 1,000I.U. 이상 포함되어 있는 야채를 말하며 당근·호박·시금치 등을 말한다.

카로틴은 체내에서 비타민 A로 바뀌며 뿐만 아니라 비타민 B2복합체가 많이 들어 있는데 비타민 B2는 당질·단백질, 지질 등의 대사에 의해 에너지를 발생하는 과정에서 중요한 역할을 하는 물질이다.

만약 이 비타민이 결핍되면 성장이 멎고 피부염과 탈모증이 생기며 항문 등에 염증이 생긴다. 녹황색 야채에는 철분, 칼슘 등의 미네랄 성분도 많이 들어 있어 빈혈과 체액의 산성화 예방에도 좋다.

당근을 호라복胡蘿蔔이라고도 하며 원나라 때에 호지胡地에서 전래되었다고 중국책에 나와 있는데 우리나라에는 중국에서 들어왔을 것으로 생각된다.

당근을 평상시에 애용하면 병에 대한 저항력이 강해져 감기에도 걸리지 않게 되므로 자라나는 어린이들에게도 좋은 식품이다. 당근은 빈혈, 저혈압·야맹증 등에 좋다.

당근을 사과·상추·레몬 등과 섞어 주스를 만들어 먹으면 좋은데 요즘 우리 가정에서도 많이 보급되고 있다.

잎사귀에는 정유精油 성분이 들어 있어 욕조에 넣으면 향기로울 뿐만 아니라 몸을 덥게 하고 혈액 순환을 좋게 하며 신경통·류머티즘·요통·어깨 결리는 데 효과가 있다. 어린이들이 설사를 할 때 당근주스를 먹이면 좋다.

요즘은 예방접종을 하기 때문에 홍역이 매우 적어졌지만, 옛날에는 홍역이 어린아이들에게 가장 큰병이었으며 홍역을 어떻게 하면 무사히 치르는가가 심각한 문제였다.

당근은 홍역을 가볍게 치르는 데도 효과가 있다.

당근 1개와 사과 1개를 껍질째 강판에 갈아서 즙을 낸 것에 꿀을 조금 넣어 매일 아침 한 잔씩 마시면 원기가 회복되고 여자는 피부가 좋아져 미용효과가 나타난다.

Point
건강을 위한 명언 43

강인한 육체는 무용담을 만들고, 뛰어난 영혼은 예술을 낳는다.

— 그라시안

여덟 가지 진미 중의 하나 곰 발바닥

콘드로이틴황산이라는 단백질이 노화를 막는다고 한다.

곰의 발다닥은 별미 중의 별미로 예부터 일러 오는 '여덟 가지 진미八珍' 중의 하나로 꼽히고 있다.

팔진이라고 하면 용간龍肝·진짜 용의 간이 아니라 과일의일종·봉수鳳髓·봉황새 골수·토태兎胎·도끼의 태·이미잉어 꼬리, 악구독수리의 일종, 성순猩脣·오랑우탄 입술, 웅장熊掌·곰 발바닥, 소작우유로 만든 식품의 일종을 말한다.

곰이 먹을 것이 없어지면 발바닥을 핥으면서 연명한다는 말이 있다. 황당무계한 소리를 늘어놓긴 했지만 곰의 발바닥이 정력제가 된다고 해 값이 아주 비싸다고 한다.

그러나 곰의 발바닥도 족발과 같은 구성이며, 뼈·연골·근육·힘줄 등으로 되어 있는데 그 주성분은 콘드로이틴황산이라는 단백질이다. 콘드로이틴황산은 결합조직의 주요 구성 성분이며, 세포와 세포를 연결하는 결합질로 사람이 늙으면 조직 속의 콘드로이틴황산의 양이 감소되고 수분 함량도 적어지기 때문에 조직의 탄력성이 줄어들고 혈관도 딱딱하게 굳어진다.

그러므로 콘드로이틴황산을 음식으로 충분히 공급해 주면 노화를 막아 주는 동시에 강장, 강정효과가 있다는 이론이 된다. 콘드로이틴황산은 무친이라는 점액다당류 단백질과 다당류가 결합된 물질의 일종이며 무친도 단백질의 흡수와 합성을 촉진하기 때문에 강장제가 된다.

무친은 끈적끈적한 점액질 식품으로 소나 돼지의 위점막, 뱀장어·미꾸라지·식물성으로는 마 등에 들어 있다.

정력에 좋은 뱀장어

정력제가 될 뿐만 아니라 신경통 · 결핵 · 치질에도 좋다.

뱀장어의 '뱀' 자가 끔찍해서 그런지 그냥 장어라고도 한다. 장어는 '長魚'로 쓰는데 때때로 낙지도 장어章魚라고 한다. 뱀장어를 한자로는 '만리어鰻離魚'라고 한다.

전에는 천호동이나 뚝섬 근처의 강변 음식점에서 뱀장어 굽는 냄새가 사람의 비위를 상하게 했지만 요즘은 철거해서 없어졌다.

여름에 더위에 지쳐서 기운이 없을 때 뱀장어가 아주 좋다. 소고기 100g의 칼로리가 보통 기름기 없는 붉은살의 경우 150kcal인데 뱀장어는 두 배나 되는 300kcal 정도 된다.

그만큼 영양가가 높으며 비타민 A 함량도 많다. 그래서 정력제가 되며 신경통 · 결핵 · 치질에도 좋다고 한다.

『동의보감』에 보아도 뱀장어가 허로虛勞와 오치五痔에 약이 된다고 했다. 오치란 치질에도 종류가 많은데 그런 여러 종류를 통틀어 모두 뜻한다. 잘 아는 사실이지만 뱀장어는 원래 깊은 바다에서 산란하여 새끼가 되었다가 강으로 올라와서 성장한다. 강물에서 3, 4년 성장하면 다시 먼 고향인 바다로 되돌아가 알을 낳는다.

　돌아갈 때는 아무것도 먹지 않으며 여행을 하는데 그와 같은 정력을 가진 뱀장어이기 때문에 사람 몸에 좋다는 논리가 성립된다.

　산란하러 바다로 내려가는 것이 가을철이기 때문에 뱀장어는 여름이 지나고 가을철에 접어들면서 가장 영양이 많다고 한다.

　뱀장어 비슷한 민물고기로 두렁허리라는 것이 있다. 길이는 40cm 가량이며 중국에서는 식용으로 많이 사용되지만 우리나라에서는 식용으로 보급되지 못하고 있다.

　『동의보감』에서 두렁허리를 평가하기를 좋은 식보가 되며 산후의 건강 회복에 좋고 살이 찌지 않는 사람에게 영양이 된다고 한다.

　뱀장어 · 두렁허리 · 미꾸라지 등은 점액질의 미끄러운 껍질을 가지고 있는 것이 특징이다. 이런 점액질은 껍질에 영양분이 많이 들어 있으므로 만약 뱀장어를 껍질을 벗겨서 요리를 한다면 영양분 없는 고기살만 먹을 뿐이다.

　점액질은 교질단백질로 되어 있는데 그게 바로 정력제가 된다는 것이다. 뱀장어는 구워서 먹는 것 외에도 뼈를 빼고 끓여서 먹기도 한다. 그 때에 마늘 양념을 충분히 넣으면 맛이 좋을 뿐 아니라 마늘의 영양까지 합쳐져서 더욱 훌륭한 강정식이 될 것이다.

아연이 들어 있는 굴

한 번 사정에 배출되는 정액 속의 아연이 약 1mg이라고 한다.
그러니 아연이 풍부한 굴이 정력에 좋을 수밖에

서양 속담에 "알파벳의 R자가 들어 있지 않은 달에는 굴을 먹어서는 안 된다."라는 것이 있다. 가령 8월은 August로 R자가 들어 있지 않으나 9월은 September이기 때문에 R자가 들어 있다.

열두 달을 모두 살펴보면 5월에서 8월까지는 R자가 들어 있지 않기 때문에 굴을 먹는 것이 좋지 않다는 것이 된다.

반대로 9월부터 그 이듬해 4월까지는 굴을 먹어도 좋은 달이라는 뜻이다. 미신이라기보다도 그 무렵에는 굴이 살이 없고 맛이 좋지 않기 때문이다.

굴뿐만 아니라 생선 중에는 계절에 따라 산란기가 되면 독소가 생기는 것이 있다. 굴 가운데 5~8월의 것은 베네르빈이라는 독성분이 있어 식중독의 염려가 있다는 학설도 있으나 염려할 정도는 못 된다.

굴은 가을철에 접어들면서 살이 오르고 맛이 나기 시작하는 것만은 틀림없다. 굴을 영양제 또는 정력제라고 하는데는 그만한 이유가 있다.

비타민 B_1 · B_2 · C등이 비교적 많이 들어 있고, 간장을 보호하며,

칼로리가 풍부한 글리코겐이라는 성분이 풍부하게 들어 있기 때문이다. 그러나 그보다도 더 좋은 이유는 굴 속에 미네랄의 미량 원소가 많이 들어 있기 때문이다.

미량 원소는 생체 기능의 조절을 위해 절대로 없어서는 안 된다. 또한 굴에는 철이 100g당 8mg 들어 있어 빈혈에도 좋다.

헤모글로빈을 만들기 위해서는 철뿐만 아니라 구리도 필요한데 그것도 들어 있다. 요오드가 결핍되면 갑상선에 이상이 생기는데 이것도 굴에 들어 있다.

아연도 미량 원소의 일종인데 이것이 결핍되면 성장, 생식 등에 지장을 준다는 사실이 1934년부터 알려지기 시작했다.

남자의 정액 속에 비교적 아연이 많이 들어 있는데 한 번 사정에 배출되는 아연이 약 1mg이라고 한다.

그렇다면 정력과 아연은 관계가 있을 것이고 아연이 들어 있는 굴을 먹으면 정력이 좋아질 것 아니냐는 3단논법도 성립됨직하다.

굴이 좋은 특성을 많이 지닌 영양식인 것만은 사실이다.

그러나 원래 음식이란 입에 맞는 음식을 계절 따라 맛있게 먹어야 식보가 되는 것이지 무엇이 들어 있으니까 이것을 먹자 저것을 먹자 너무 지나치면 도리어 자연식의 원리에 어긋난다는 것을 알아둘 필요가 있다.

강정식의 허상 악식 惡食

상식적으로 보아서 식용이 아닌 것을 먹는 것을 악식이라고 하는데
그런 악식을 먹는 사람들이 꽤 있다.

요즘 우리나라가 경제적으로 윤택하게 된 탓인지 또는 갑자기 건강에 대한 관심이 많아진 탓인지는 몰라도 지나친 것이 아닌가 싶을 정도로 건강에 대한 관심이 높아 가고 있다.

이에 따라서 건강 또는 정력에 좋다는 식품들이 많이 팔리고 있어 갈피를 잡을 수 없다.

상식적으로 보아서 식용이 아닌 것을 먹는 것을 악식이라고 하고, 그런 악식을 즐겨 먹는 사람을 악식가라고 한다. 요즘 그런 악식가 들이 우리 주변에 꽤 많아져 가고 있음을 볼 수 있다.

이런 세태를 꼬집어 신문에서 우스갯소리로 "송충이가 정력제가 된다는 말만 퍼진다면 산의 송충이 없애는 것은 시간문제." 라고 말한 적이 있다.

아닌게 아니라 몸에 좋다고 개구리를 잡아먹는 통에 개구리가 멸종되어 우리나라의 생태계가 깨져 가고 있다고 하니 그와 같은 풍조를 웃어 넘길 수만도 없을 것 같다.

요즘 유행하고 있는 건강식이라는 것 몇 가지를 들어 과연 옛 의서인 『동의보감』에서는 뭐라고 했는지 옮겨보기로 한다.

최근 유행하는 건강식

:: 개구리

개구리는 약성이 냉하고 무독하며 종기, 악창 등에 찧어 바르면 종기가 삭는다.

:: 지렁이

지렁이는 약성이 차며 맛은 짜고 무독하다. (약간 독이 있다는 설이 있다)
사가(뱀고기를 먹고 소화되지 않아 뱃속에 멍우마가 생긴 것)
고독(뱀·지네·두꺼비 등의 독 때문에 생긴 병)
삼충(회충·요충·촌충 등의 세 가지 기생충)
유행성 열병에 의한 황달, 후두 마비, 뱀이나 독충에 물린 것 등을 고친다. 일명 지룡이라고도 하며 목이 흰 것이 늙은 것이니 그것을 쓰는 것이 좋다.

:: 굼벵이

굼벵이는 약성이 약간 차가우며 맛은 짜고 독성이 있어 악혈·어혈 등을 다스리며, 마비증, 눈 속에 살이 돋아나는 것, 눈에 푸르거나 또는 흰막이 생기는 안질, 뼈가 부스러지고 다리가 부러진 데, 칼·창 등의 쇠붙이에 의한 상처로 생긴 내색 등을 다스리며 젖이 나오게 한다.

:: 독사뱀의 쓸개

독사뱀의 쓸개는 약성이 약간 차며 맛은 쓰고 독성이 있다. 벌레 때문에 생긴 등부스럼 등에 좋으며 고기는 독성이 강하기 때문에 가벼이 써서는 안 된다.

:: 오골계

검은 수탉 : 오골계 수탉고기는 약성이 약간 따뜻하며 무독하다. 가슴앓이, 복통을 다스리며 배와 가슴의 악기와 풍습에 의한 경련 통증을 없애며 허약하고 여윈 것을 보해주며 뱃속의 태아를 편안하게 하며 뼈가 부러진 것, 종기·대나무 가시가 살에 박혀 나오지 않을 때 등에 살점을 붙이면 낫는다. 일반적으로 닭의 눈이 검은 것은 뼈도 반드시 검게 마련이데 그것이 바로 오골계이니라.

이렇게 옛 책을 찾아보아도 오늘날 항간에서 떠도는 정력제. 강장제 하는 표현은 별로 나타나지 않는다. 그런 정도는 소고기를 해설한 것을 보아도 나와 있다.

• • • **소화** 기능을 튼튼하게 하며, 토하고 설사하는 것을 멈추고, 당뇨병을 다스리며, 부종이 생긴 것을 내리고, 사람으로 하여금 근육과 뼈를 튼튼하게 하며 허리와 다리를 보해 준다.

세상의 모든 진리가 평범한 사실 가운데 있듯이 우리의 생명과 건강을 지속시켜 주는 보약은 일상 먹는 평범한 음식물 가운데 있는 것이지 구태여 보편적이 아닌 특이한 약식 가운데에서 찾을 필요가 있을까 하는 것이 필자의 짧은 소견이다.

입맛 돋게 하는 제철음식

신토불이 身土不二

값 비싼 수입식품을 먹는 것이 돈이 많아 호강하는 것 같지만,
실상은 건강을 해치는 근원이 된다.

음식물을 선택할 때 법칙이 있다.

첫째, 계절에 가까워야 한다. 즉 제철 것을 먹어야 한다는 뜻이다.

둘째, 가까운 곳에서 생산되는 것이라야 한다.

'身土不二' 라는 말이 있듯이 제 나라에서 나는 것을 먹어야 한다.

문명이 발달될수록 이러한 음식물의 법칙이 깨져 겨울에 수박을 구해서 먹는 것을 자랑으로 삼고 자기 나라에서 생산되지 않는 외국산, 그나마도 기후 풍토가 전혀 다른 열대지방 것 먹기를 즐기고 자연 상태보다는 복잡한 가공식품을 고급식품이라고 즐겨 먹게 된다.

얼른 생각하기에는 돈이 많아 호강하는 것 같지만, 실상은 건강을 해치는 근원이 된다.

건강의 비결은 자기 고장에서 제때에 나오는 음식물을 신선한 상태로 먹는 것이다.

여름에는 향긋한 비름나물을

여름에 비름나물을 무쳐 먹으면 더위를 먹지 않고 배탈이 나지 않는다고 한다.

생활 주변의 야초野草 가운데에는 먹을 수 있을 뿐만 아니라 먹어서 몸에 이로운 것이 적지 않다.

가령 여름철에는 비름나물을 무쳐 먹어야만 더위를 먹지 않고 배탈이 나지 않는다고 했다.

비름나물은 집 주변에서 흔히 나는 잡초의 일종으로 비름과에 속하는 한해살이 풀이며 우리나라 어디서나 자란다. 어린 잎을 데쳐서 기름, 소금, 고추장 등으로 무치면 구수한 맛이 일품이다.

이름이 비슷한 것으로 쇠비름이 있는데, 쇠비름은 마치현과에 속하므로 비름나물과는 식물학적으로 전혀 다르다.

그러나 쇠비름도 나물로 먹을 수 있으며 한약재로도 사용해 비름과 비슷하다. 비름나물은 예부터 민간약 또는 한약재로 사용되어 왔으며 약효도 야초답지 않게 의젓한 것이 적혀 있다.

"無毒, 補氣, 除熱, 利大小腸, 止病." 즉 독성이 전혀 없으며 기운을 보해주고 열을 내리고 장의 기능을 좋게 해 설사를 멈추어주는 작용이 있다.

 과학적으로도 사포닌, 질산칼륨 등의 성분이 증명되고 있으며, 곤충변태 활성물질곤충의 성장하는 과정에서 탈바꿈을 하게 하는 물질도 들어 있다고 한다. 동물실험에서도 혈압강하 작용을 비롯한 몇 가지 약리작용이 나타나고 있다.

 쇠비름에도 여러 가지 칼륨 종류와 놀아드레날린Noradrenalime · 도우파 등의 성분이 들어 있어 서양에서도 민간요법으로 쇠비름잎을 소변을 잘 나오게 하고 갈증을 멈추고 뱃속의 기생충을 없애는 데 사용한다고 한다.

 이렇게 본다면 아무것도 아닌 것 같은 들판의 풀 가운데도 알고 보면 몸에 이로운 채소가 있다는 것을 알 수 있다. 무더운 여름날 비름나물을 무쳐서 요즘 흔하게 맛볼 수 없는 자연향을 맛보는 것도 좋을 것 같다.

Point
건강을 위한 명언 44

눈에 보이거나 보이지 않는 지상의 모든 것은 그 본질이 정신적인 것이다.
– 칼릴 지브란

비타민 C의 보고寶庫 칼리플라워

오늘을 건강하게 사는 지혜는
어떻게 하면 성인병을 치료하는가에 달려 있다고 할 수 있다.

양배추와 비슷한데 잎은 길고 둥근 모양이며, 줄기 끝에 산뜻한 흰빛의 꽃봉오리를 피우고, 많이 갈라져서 작은 꽃을 무수히 달고 있다. 꽃꼭지와 꽃이 큰 것을 채소로 먹는다. 원래는 유럽 서해안이 원산지이지만 요즘 우리나라에서도 많이 생산되어 마트에서 쉽게 구할 수 있다.

가장 맛이 좋은 계절은 11월에서 그 다음해 3월이다. 신선한 칼리플라워는 비타민 C의 보물창고라고 할 수 있을 정도로 비타민 C가 많이 들어 있다.

100g당 약 50mg이나 들어 있어 칼리플라워 100g을 먹으면 비타민 C의 하루필요량이 공급된다. 그러나 오래 두어 시들면 비타민 C의 함량이 감소되므로 신선할 때 먹도록 해야 한다.

비타민 B_1, B_2도 들어 있고 단백질도 약간 들어 있는데, 특히 쌀에 적은 필수아미노산 리진과 히스티딘이 많이 들어 있어 쌀밥의 반찬으로 매우 좋다.

아직 꽃이 피지 않은 단단하게 굳은 것을 골라야 하며 흰색이어야지 오래 되어 검은빛 또는 누렇게 된 것은 나쁘다. 저장해둘 때는 바람이 들지 않도록 신문지로 잘 포장해 냉암소에 두고 냉장고에 보관할 때는 비닐주머니에 넣도록 한다.

  날것을 작게 썰어서 샐러드에 넣어도 좋고, 수프나 국에 넣어도 좋고, 밀가루, 식초, 소금을 끓는 물에 함께 넣어 데쳐서 먹으면 빛도 희고 연해 맛나게 먹을 수 있다.

  물 1.5ℓ 에 밀가루 3큰술, 식초 4작은술, 소금 2작은술의 비율로 섞어 칼리플라워를 거꾸로 넣고 떠오르지 않도록 삶으면 된다. 밀가루를 넣는 대신 쌀뜨물을 넣어도 좋은데 밀가루나 쌀뜨물을 넣는 것은 떫은맛을 빼내기 위해서이며 끓인 다음에 더운 물로 씻어서 식탁에 올리면 된다.

  칼리플라워와 비슷하면서 봉오리 빛이 짙은 녹색 또는 자주색인 브로콜리라는 야채가 있다. 칼리플라워보다도 영양분이 더욱 풍부해 비타민 A가 100g당 1,000I.U. 들어 있는 녹황색 채소이다.

  시금치를 좋아하지 않는 아이들도 브로콜리는 맛이 좋기 때문에 즐겨 먹는다. 시금치에 들어 있는 수산도 들어 있지 않아 좋다. 조리 방법은 칼리플라워와 같으며 겨울철에 가장 맛있는 야채이다.

입맛 돋우는 무화과

소화촉진과 설사 멈추는 약효가 있다고 〈동의보감〉에 씌어 있다.

가을이 되면 거리의 모퉁이에서 색다른 암록색 과일을 놓고 파는 아주머니들이 눈에 띈다. 속이 말랑말랑하며 잘다란 씨가 많이 들어있고 통째로 씹으면 맛이 달고 독특한 풍미를 지니고 있다.

이 과일이 무화과 또는 무과수라고 하는 것인데 우리나라에서는 제주도와 남부지방에서만 수확이 된다.

원산지가 지중해 연안 중동지방이기 때문에 성경책에 무화과 이야기가 자주 나온다.

예수가 잎만 무성하고 열매가 없는 무화과나무를 영원히 열매맺지 못하도록 저주를 했더니 드디어 나무가 말라죽었다는 마가복음 11장의 이야기는 유명하다.

무화과는 뽕나무과에 속하며 꽃이 피지 않고 사실은 꽃이 피는데 잘 보이지 않아서 열매가 맺는다고 하여 무화과라는 이름이 생겼다.

무화과 열매는 식욕을 증진시키고 설사를 멈추며 목 아픈 데 효과가 있다. 콜로이드상의 포도당, 지방 등의 성분으로 되어 있기 때문에 해열,

정장, 치질, 변비 등에 효과가 있다.

잎사귀, 줄기 등을 꺾으면 흰 즙이 나오는데 그것을 치질, 사마귀 등에 바르면 효과가 있으나 딴 피부에 묻으면 자극성 때문에 가렵다는 것을 알아둘 필요가 있다.

잎사귀를 썰어서 응달에 말려 두었다가 달여서 약으로 사용하든가, 목욕물에 넣어서 목욕을 하면 좋다. 무화과 잎약탕은 치질, 신경통, 부인병, 허리 아픈데, 냉증 등에 좋으며 피부미용에도 좋다고 한다.

무화과 열매를 3,4개 냄비에서 10분동안 증기로 찐 다음 꿀을 약간 넣어 먹으면 뱃속이 편해지고 변비가 없어지며 치질의 염증과 통증이 없어진다.

변비가 심하고 언제나 입 안이 쓰며 혓바닥이 건조해 음식맛을 모르는 사람은 무화과 열매를 꿀에 재워 끓여서 시럽을 만들어 두었다가 잠자리에 들기 전에 먹으면 맛도 독특하고 좋을 뿐만 아니라 소화가 잘 되고 변비가 없어진다.

열매를 응달에서 말려두면 얼마든지 오래 보존할 수 있어 좋다.

〈동의보감〉에도 무화과가 소화촉진과 설사 멈추는 약효가 있다고 적혀 있다. "自中原移來, 我國或有之 중국에서 전래된 식물로 우리나라에서도 간혹 생산된다."고 한 것을 보면 예부터 과히 흔한 과일은 아니며 이를테면 일종의 별미라고 할 수 있겠다.

더위에 지친 체력을 회복해주는 포도

益氣, 倍力, 利小便, 解酒, 滋養

문득 이육사의 〈청포도〉라는 시 구절이 떠오른다.

"내 고장 7월은 / 청포도가 익어가는 시절 / 이 마을 전설이 주저리주저리 열리고 / 먼데 하늘이 꿈꾸며 알알이 들어와 박혀…… 내 그를 맞아 이 포도를 따먹으면 / 두 손은 함뿍 적셔도 좋으련……"

여기의 7월은 음력의 7월로 생각된다.

늦여름에서 초가을은 포도의 계절이다. 계절 따라 과일의 종류가 달라진다는 것은 생각할수록 신기하다.

그때그때의 건강을 지키기 위해 필요한 성분을 지닌 과일이 그 계절에 나타난다는데 자연의 섭리가 있다.

초여름에는 딸기, 더위로 땀을 많이 흘릴 때는 참외·수박, 초가을이 되면 영양가 높은 포도 늦가을이 되면 감 등 이렇게 계절에 알맞은 과일을 먹는 것이 건강을 지키는 비결이 된다.

포도에는 흡수되자마자 에너지로 바뀔 수 있는 포도당이 듬뿍 들어 있다. 생포도에는 약 17%의 포도당이 들어 있고 건포도에는 70%나 들어 있어 100g당 칼로리가 약 350kcal이나 된다.

포도당이나 과당은 설탕과 달리 단당류라 분해되지 않고 대변에 흡수되어 이용될 수 있으며 벌꿀의 단맛도 포도당과 과당에 의한 것이다.

포도의 신맛은 주석산, 능금산 등에 의한 것이며 약 1% 정도 들어 있어 피로회복에 좋다.

옛 문헌에서 포도의 약효를 찾아보면 "益氣, 倍力, 强志, 令人肥健, 輕身, 不老, 利小便, 解酒, 慈養, 强壯······" 등 너무나 좋은 효과가 많이 들어 있다.

포도의 뿌리와 잎도 약이 되어 뿌리를 하루 20~40g 달여먹으면 이뇨제가 되고 신경통, 관절통에도 좋다.

포도 잎사귀 말린 것을 하루 12~20g 달여먹으면 이뇨작용을 해 부기를 내리며 임신중 입덧으로 토하는데도 좋다고 한다. 포도를 원료로 만든 포도주도 알칼리성 식품이며 강장제, 흥분제, 식욕증진제가 된다.

아욱국

칼슘, 비타민 A, B, C가 시금치에 맞먹는 녹황색 채소

속담에 "아욱으로 국을 끓여 3년을 먹으면 외짝문으로 못 들어간다."고 했다. 이 말은 아욱국이 사람 몸에 매우 좋다는 뜻이다.

또 "가을 아욱국은 계집을 내쫓고 먹는다." "가을 아욱국은 사위만 준다."라는 것은 가을 아욱국이 맛이 좋다는 표현이다.

우리나라에서는 이런 속담들이 생길 정도로 아욱국을 흔히 먹는데 필자의 경험으로는 외국에서는 아욱을 먹는 것을 본 적이 없다. 한가지 신기하게 느끼는 것은 아욱이 무궁화과에 속한다는 사실이다.

아욱의 식품분석표도 딴 책에서는 못 찾았는데 우리의 농촌진흥청에서 발간된 식품분석표에는 어엿이 실려 있다.

• • • **100g당** 열량은 45kcal 이고 단백질 4.8g, 지질 2.4g, 탄수화물 1.3g, 칼슘 67mg, 인 18mg, 철 4.5mg, 비타민 A 5,526I.U., 티아민 0.15mg, 리보플라빈 0.6mg, 아스코르빈산 30mg으로 되어 있어 칼로리는 크게 기대할 수없지만 칼슘, 비타민 A, B, C 등이 시금치에 버금가는 좋은 녹황색 채소이다.

옛 한방책을 보면 아욱을 동규冬葵, 씨앗을 동규자冬葵子라고 하여 여러 가지 약효가 있음을 기록하고 있다.

아욱은 소변을 잘 나오게 하고 오장육부의 한열을 없애며, 젖이 안 나오는 것을 나오게 한다.

씨는 신장결석을 치료하는데 씨를 약간 볶아서 가루로 만들어 복용하면 된다.

잎으로 나물을 만들어 먹으면 맛이 아주 좋고, 오래 묵은 체증을 내리게 한다. 또 원기를 늘리며, 맥을 고르게 하며, 분비를 촉진시킨다. 대소변을 고르게 하며 부종도 빠지게 한다. 임신중에 먹으면 태아를 편안하게 한다는 구절도 있다.

그 밖에도 아욱씨는 이질, 학질, 임부 부종, 급체 등에 사용한다고 되어 있다.

음식으로 먹어서 좋고 약도 된다니 이야말로 일석이조 이다. 아국에는 미끈한 점액질 성분도 들어 있는데 그것이 몸에 어떤 작용을 하는지도 연구해야 할 과제이다.

향긋함으로 입맛을 사로잡는 식품

칼륨이 풍부한 사과식초

칼륨을 비롯한 사과의 유효 성분이 그대로

미국 동쪽의 버몬트주는 장수 마을로 유명한데 버몬트주에 예부터 전해 내려오는 민간요법 때문에 그렇게 장수자가 많다고 한다.

버몬트 요법이라고 불리는 그 민간요법은 벌꿀, 사과식초, 해조 등 세 가지를 기본으로 하는 자연식요법이다.

한때 버몬트주의 장수 원인을 연구한 자비스라는 의사가 저술한 〈버몬트 민간요법〉이라는 책이 베스트셀러가 됨에 따라 버몬트 요법이 미국뿐만 아니라 전세계의 관심을 끌었다.

오늘날 버몬트라고 하면 해조를 제외한 꿀과 사과식초를 섞어서 만든 건강음료를 말한다.

꿀에는 비타민 B군, 엽산, 미네랄 등이 풍부하게 들어 있어 성장촉진, 노화방지 등의 작용이 있으며, 성인병의 예방에도 효과가 있다.

사과식초는 사과즙을 발효시켜서 만든 식초이다. 사과의 성분은 수분이 89%, 당질이 10%, 비타민 C, 미네랄 등으로 되어 있는데 사과의 가장 중요한 특징이 칼륨이 많이 들어 있다는 사실이다.

인체에 칼륨이 모자라면 발육부진, 고혈압, 만성피로, 심장장애 등이 생긴다. 사과식초는 사과즙을 발효시켜서 우선 술이 되게 한 다음에 식초균을 작용시켜서 식초가 되게 만든 것이다.

사과식초 속에는 칼륨을 비롯한 사과의 유효 성분이 그대로 들어 있다. '버몬트 드링크'라는 건강음료를 만드는 법을 소개하면 사과식초 2큰술, 꿀 2큰술에 물을 적당히 넣어 하루에 몇 차례 마시면 된다.

위액 속에 산酸이 적은 사람은 밥 먹기 전에 버몬트 드링크를 마시면 식욕이 생기고 소화가 촉진된다. 당근즙을 버몬트 드링크에 섞어 마시면 여름철 더위에 지쳤을 때 효과가 있다.

버몬트주에서 하고 있는 사과식초요법을 알아보자.

첫째, 임신해 입덧이 생겼을 때 물 1컵에 사과식초를 찻숟가락으로 하나를 섞어 마시면 가라앉는다.

둘째, 현기증이 생겨 어지러울 때 사과식초와 꿀을 찻숟가락으로 2개씩 넣어 물을 타서 마신다.

셋째, 세수를 한 후에 세숫대야에 새로 물을 담고 사과식초와 꿀을 큰 스푼으로 1개씩 넣고 다시 한번 헹구면 피부가 매끄러워지며 화장이 잘 먹는다.

넷째, 감기, 기침, 목 아픈 데도 사용된다.

음식의 맛과 향을 더해주는 후추

후추의 매운 성분이 위를 자극해 소화를 촉진시키지만 과용할 경우 위궤양, 십이지장궤양 환자에게는 위 출혈의 위험이 있다.

식사 때 보면 후춧가루를 많이 치는 사람이 있는가 하면 또 어떤 사람은 거의 치지 않을 뿐만 아니라 권해도 사양하는 사람이 있다.

여기서 어느 쪽이 건강에 좋은가 하는 것이 문제가 된다.

후춧가루는 양념의 일종이라 그 자체가 큰 영양분은 되지 않지만 음식의 향기와 맛을 도와 식욕을 촉진시키고 소화에도 좋은 영향을 준다.

그런 양념을 일반적으로 향신료라고 하는데 냄새를 좋게 하며, 육류나 생선의 누린내, 비린내 등을 제거하기 위해 사용하는 것, 매운맛이 있어 소화액의 분비를 촉진하는 것, 음식의 색깔을 보기 좋게 하는 것 등의 세 가지로 나눌 수 있으며 향신료를 알맞게 잘 사용하는 것이 요리 솜씨를 좌우하는 가장 큰 조건이 된다고 할 수 있다.

그러나 모든 것이 다 그렇듯이 많아도 안 되고 적어도 안 되는 것이 양념이다. 오히려 양념을 적게 하는 편이 지나치게 많이 쓰는 것보다 무난하다.

향신료는 모두 자극성이 있어 위장, 신장, 신경 등에 나쁜 영향을 준다. 또 너무 강렬한 자극성에 미각이 익숙해지면 음식물 본연의 담백하고도 오묘한 맛을 모르게 된다.

후추를 한자로 호초胡椒라고 쓰는 것을 보아도 알 수 있듯이 원래 우리나라 것이 아니고 남방산 식물의 열매이다. 중국 한나라 때 실크로드를 경유해 서방에 전래되었다고 하여 호胡자가 붙은 것이다.

원산지는 인도라고도 하며 인도 남부, 말레이시아, 스리랑카, 보르네오섬, 중남미 등의 열대지방에서 생산된다.

옛날 유럽 사람들이 남방에 식민지를 개척한 이유가 후추를 비롯한 향신료를 손에 넣기 위해서라고 알려져 있는데 그만큼 서양 사람들 식생활에서는 후추를 빼놓을 수 없다.

후추는 검은후추와 흰후추의 두 가지가 있는데 검은 것은 아직 미숙한 후추열매를 따서 햇볕에 말린 것이며 검은 껍질이 그냥 말라붙어 있기 때문에 가루로 만들면 검은색과 속살의 흰색이 합쳐져서 회색이 된다.

흰 것은 완전히 성숙한 후추를 따서 며칠 동안 물에 불려 겉껍질을 제거해 말렸기 때문에 가루로 만들면 흰색이 된다. 휘발성분이 껍질에 많기 때문에 흰후추는 향미가 검은 것보다 약한데 가격은 더 비싸다. 후추는 미리 가루로 만들어두면 김이 빠지기 때문에 열매를 사용할 때마다 갈아서 가루로 만드는 것이 더욱 맛이 좋다고 한다.

후추는 매운 성분이 위를 자극하여 소화를 촉진시키지만 많이 먹으면 위에 출혈과 염증을 일으킨다. 특히 위궤양, 십이지장궤양 환자에게는 위 출혈의 위험이 있어 절대 금물이다.

맵고 향기나는 성분은 피페린을 비롯한 알칼로이드와 피넨을 비롯한 정유 성분이 들어 있기 때문이다. 후추를 약리학적으로 말하면 신미성 건위약의 부류에 든다.

후추는 음식물의 부패를 막기도 해 예부터 육류의 보존, 순대를 만들 때 많이 사용되었다.

본초학에서는 "溫中, 去痰, 調五臟, 暖腸胃, 宿食不消, 牙齒浮熱 배를 따뜻하게 하고, 담 결리는 증세를 없애고, 위장의 혈액순환을 좋게 해 먹은 것이 내리지 않을 때 소화시켜 주며, 치아가 들떠서 쑤시는데 약효가 있다."고 한다.

그러나 한편으로 "오신五辛을 절제하는 것이 건강의 비결."이라는 말도 있다. 지나치게 매운 양념을 많이 사용하면 도리어 건강을 해친다는 뜻이 된다.

옛 문헌을 보면 우리나라에서 독한 소주에 후추를 맵게 타서 마시는 것이 유행했다는데 지나치게 마셔서 사망하는 사람도 있었다고 기록되어 있다.

저혈압인 사람이 후추를 적당히 사용하면 혈압을 올리는 작용을 하지만 고혈압이 있는 사람에게는 후추가 좋지 않다.

우리나라는 후추뿐만 아니라, 고추·마늘 등도 다른 나라보다 많이 사용한다. 그 때문인지 우리나라에 가장 많은 병이 위장병이며 가장 많이 팔리는 약도 위장약이라고 하지 않는가.

후추는 잘 쓰면 몸에 이롭지만 작다고 우습게 보아 많이 사용하면 역효과가 나타나서 건강을 해친다는 것도 염두에 둘 필요가 있다.

Point
건강을 위한 명언 45

더욱 높아지려고 노력하는 정신적인 인간이 무엇보다 먼저 회피해야 할 것은 사물을 자명自明한 것으로서 받아들이는 것과 편애偏愛하는 것이다.
— 게오르크 짐멜

영양이 풍부한 마요네즈
소금에 절인 채소보다 싱싱한 야채에 마요네즈를 넣어 먹어보자.

우리 음식에는 서양 음식이나 중국 음식과 다른 특징이 하나 있다. 바로 밑반찬이라고 하는 것이 있다는 점이다. 만들어서 오래 두고 언제나 손쉽게 내먹을 수 있는 반찬, 즉 젓갈·자반·장아찌 등이 밑반찬인데 서양 음식이나 중국 음식에는 그런 것이 별로 없고 우리하고 일본에만 밑반찬이 많다.

오늘날처럼 식품원료가 아무 때나 구해지는 것이 아니고, 또 보관하기도 힘들던 때에 소금에 절인 염장식품이 식생활에서 중요한 자리를 차지했던 것이다. 그런 점에서 우리나라에 밑반찬이 발달되었다는 것은 당연한 일이라 할 수 있겠다.

그러나 오늘날처럼 사시사철 언제나 신선한 채소와 동물성 식품을 구할 수 있게 된 때에는 구태여 밑반찬이 필요없게 된다. 필요없는 것이 아니라 밑반찬을 없애도록 하는 것이 시급한 식생활 개선이 되기도 한다. 왜냐하면 우리나라와 일본에서 발생하는 암 가운데 가장 많은 것이 위암인데다 위암이 가장 많은 원인이 소금에 절인 짠 밑반찬 때문이라고 한다면 문제가 심상치 않은 것이다.

그래서 요즘은 채소도 될 수 있는 대로 소금에 절이지 않고 샐러드로 만들어 먹는 것이 좋다고 많이들 생각한다. 이때 필요한 것이 마요네즈이다. 마요네즈는 샐러드유에 계란 노른자를 섞어 유화하고, 식초·소금·양념 등을 넣어 만드는 것인데 소금은 밑반찬에 비하면 아주 적은 분량이다.

성분비율은 제품에 따라 다르지만 보통 샐러드유75%, 계란 노른자 9%, 식초 11%, 설탕 2.5%, 소금 1.5%, 기타 향신료 등으로 되어 있다. 영양학적 성분을 보면 100g당 단백질 2.8g, 지방질 72.5g, 수분 21.4g, 당질 0.3g 등이며 무기질로는 칼슘, 인, 나트륨 등이 들어 있고 칼로리도 644kcal나 되어 조미료 중에서 가장 영양이 풍부하다.

식물성 기름이 주원료이기 때문에 동맥경화증을 일으킬 염려가 없고, 기름이 미세한 입자로 되어 있기 때문에 소화 흡수에 좋고, 식초 때문에 살균력도 있고 오래두어도 부패되지 않으며 식욕증진 작용도 있기 때문에 입맛이 떨어졌을 때 좋다.

Point
건강을 위한 명언 46

독약은 냄새부터 좋지 않은 데 반해, 정신적인 독약은 안타까우리만큼 매혹적으로 보입니다.
　　　　　　　　　　　　　　　　　　　　　　　　　　　　-톨스토이

고칼로리 식품 버터
소화흡수율이 좋아 유아의 발육이나 병약자의 영양보급에 알맞다.

일본말로 "서양 냄새가 풍긴다.", "서양 바람이 들어 있다."라는 표현을 "버터 냄새가 난다."라고 한다. 아닌게 아니라 버터를 늘 먹으면 몸에서 냄새가 나고, 버터를 넣어 만든 과자나 음식에서도 냄새가 난다.

그렇게 보면 버터는 우리의 고추장이나 된장처럼 가장 특색 있는 서양 식품이라고 할 수 있겠다. 버터는 우유에서 분리한 지방으로 만든 것이며 지방질 식품으로는 최고급품이라 할 수 있다. 우유 1.8l 로는 6.5g의 버터를 만들 수 있다.

이 사실만 보아도 버터가 농축된 영양식품이라는 것을 알 수 있다. 버터의 역사는 아주 길다. 구약성서 창세기 18장 8절을 비롯해서 일곱군데나 '버터'라는 말이 나오는 걸 봐도 이를 짐작할 수 있다. 동양인 중국, 인도 등에서도 이미 수천 년 전부터 버터를 만들었다는 기록이 있으며, 우리의 〈동의보감〉에도 버터가 우락牛酪이라는 이름으로 올라 있다.

일본에서 최초로 버터를 만든 것은 서기 645년 일본으로 건너간 백제의 복상이란 사람의 자손인 선우사주가 우락을 만들었다는 기록이 남아 있으니, 일본의 버터 제조기술은 우리나라 사람으로부터 배운 것이다. 버터의 주요성분은 지방분 85~86%, 단백질이 6.8% 정도이며, 비타민 A, D, F등이 들어 있고, 소화흡수가 좋은 영양식품이다.

버터 속의 비타민은 안정되어 있기 때문에 저장중의 손실은 거의 없다. 비타민 A는 보통 2,000I.U. 정도 들어 있다. 버터는 발효 버터와 스위트크림 버터 두 가지로 나눌 수 있으나 우리에게 발효 버터는 생소하다. 발효 버터는 원료크림으로 발효시켜 만든 것으로 신맛이 나고, 맛이 특이하며, 유럽에서 많이 이용되고 있다. 스위트크림 버터는 우리가 보통 알고 있는 버터로, 발효가 되어 있지 않다.

소금을 1.5~2.0% 첨가해 간을 맞추고 보관하기 좋게 만드는 것이 보통이지만, 염분이 전혀 들어 있지 않은 버터도 있어, 과자 만들 때 또는 고혈압이 있는 사람들이 특별히 찾는다. 버터에는 포화지방산이 많이 들어 있어 혈중 콜레스테롤을 높여주지만, 우리나라처럼 육식 소비량은 적은 상황에서는 하루에 버터를 20g 정도로 조절하면 걱정할 필요가 없다. 칼로리도 아주 높아 100g당 721kcal이다.

버터의 특징을 요약하면

첫째, 칼로리가 높으며 소화흡수율이 아주 좋기 때문에 98% 유아의 발육, 병약자의 영양보급에 알맞다.

둘째, 요리에 사용하면 향기가 좋아진다.

셋째, 빵요리에 없어서는 안 될 부식물이며, 각종 음식물을 조리할 때도 버터가 들어가면 더욱 맛이 난다는 것 등을 꼽을 수 있다.

버터를 선택할 때는 오래 되어 기름이 산화된 냄새, 곰팡이 냄새 등이 없어야 하며, 종이포장 밖으로 기름이 스며나오지 않은 것, 눌러보아 딱딱한 것, 담황색으로 색깔이 동일한 것 색이 얼룩지거나 변색된 것은 불량품이다, 칼로 썰었을 때 칼에 묻거나 절단면에 바람이 들어 있지 않은 것, 입에 넣었을 때 사르르 녹으며 걸끄럽지 않고 염분이 골고루 퍼져 있는 것이 좋다.

버터를 저장할 때의 주의사항은 다음과 같다.

첫째, 고온·다습한 곳에 두면 곰팡이가 생기고, 색깔이 나빠지며, 지방이 산화되어 맛과 냄새가 변한다. 녹았던 것도 맛이 떨어진다.

둘째, 가정에서 보관할 때는 10°C이하의 온도나 냉동실에 넣어두면 오래 간다.

셋째, 장기보관에는 영하 15°C의 어두운 장소가 적당하며, 4~6개월간은 변질되지 않는다.

넷째, 냄새를 흡착하는 성질이 있으므로 생선 같은 것과 함께 넣어두면 안 된다.

다섯째, 깡통에 들어 있는 버터도 종이상자에 들어 있는 것과 마찬가지로 취급해야 한다. 깡통에 들어 있다고 해도 통조림이 아니며 그저 용기가 깡통일 따름이기 때문이다.

발효조미료 간장

가시어미 장 떨어지자 사위가 국 싫다 한다.

우리나라 음식의 또 다른 특색은 바로 장醬을 조미료로 사용한다는 것이다.

장에는 된장, 간장 두 가지가 있는데 신라시대의 기록을 적은 〈삼국사기三國史記〉를 보면 신문왕이 김흠운의 딸을 왕비로 맞아들였는데 폐백으로 장과 메주를 갖고 왔다고 씌어 있어 우리나라 장醬의 역사가 꽤 오래된 것임을 알 수 있다.

일본문헌에도 고려의 된장이 일본으로 건너갔다는 기록이 있는데 콩과 밀을 누룩으로 띄워 메주를 만들고, 메주에 물과 소금을 넣어 장을 만드는 기술이 우리나라에서 창안된 것인지 분명치 않다.

〈논어〉에 공자가 "不得其醬不食 장이 없으면 잡수지 않으셨다." 했다는 글귀가 나오는 것을 보면 중국에도 꽤 옛날부터 장이 있었음을 알 수 있다.

육장肉醬, 어장魚醬, 두장豆醬 등 세 가지가 있었으니 공자님 때의 장이 콩메주로 만든 것인지도 모르겠다.

요즘은 식품가공기술이 매우 발달되어 장을 대량생산 하지만 얼마 전까지만 하더라도 집집마다 직접 장을 담갔다.

장은 한 번 담그면 오래 두고 먹는 요긴한 음식물이기 때문에 장을 담근다는 것은 한 가정의 음식솜씨와 직결되는 중요한 일이었다.

우리 속담에 "장이 단 집에 복이 많다.", "뚝배기보다 장맛", "가시어미 장 떨어지자 사위가 국 싫다 한다." 등이 있는 것을 보면 장이 그 집의 음식맛과 얼마나 관계가 깊었는가를 알 수 있다.

오늘날 간장 만드는 방법은 메주를 누룩의 곡자균에 의해 발효시켜서 만드는 발효 방법과 콩을 염산으로 분해시켜서 만드는 화학적 방법 두 가지가 있다.

화학적 방법은 만드는 시간이 빠르고 대량생산에 편리하지만 단백질이 분해될 때 사람에게 없어서는 안 되는 트립토판, 메치오닌, 시스틴 등의 아미노산이 분해되어 없어지는 결점이 있다.

간장에 레브린산이라는 성분이 있는 것은 화학간장이다.

건강 돕는 술과 차

건강 돕는 차

국산차를 활성화시켜 조상들의 생활의 멋을 살리는 동시에
건강과 경제에도 도움이 되도록 하면 어떨까?

　　손님접대는 손쉬운 차를 내놓는 것이 일반적인데 그러나 막상 무슨 차를 대접할까 생각할 여유도 없이 일률적으로 커피가 보통이다.

　필자가 몇 년 전 하루에 예닐곱 군데 방문한 적이 있는데 가는 곳마다 커피를 대접받아 사양을 해도 굳이 내놓은 통에 억지로 모두 마시다 보니 지나치게 마셔서 그날 밤 잠을 설친 적이 있다.

　커피는 향이 좋아 멋있는 차이긴 하지만 그만큼 외화를 소비하는 결과도 되고 카페인 때문에 지나치면 몸에 해롭다.

　커피 대신 대접할 수 있는 차가 있으면 좋겠는데 지금까지 여러 가지 개발된 것을 보면 기호성에 있어서 커피를 당할 수 없어 오래 지속되는 것이 없다. 계속 복용하면 건강에도 좋으면서 맛도 좋고 운치가 있는 차가 있으면 하는 것이 우리 가정의 숙제로 남아 있다. 그런 조건에 해당되는 차 몇 가지를 소개하기로 한다.

건강에 도움되는 차

:: **녹차**

흔히 엽차라고도 하며 차나무 잎사귀를 말려서 달여마시는 것이다. 원래 차라고 하면 옛날부터 녹차를 말해왔다. 우리나라에서 차를 마시게 된 것은 신라시대 불교와 더불어 도입된 것이라고 한다. 우리의 다도가 일본으로 건너갔는데 일본에서는 지금도 녹차를 일상생활에서 애용하고 있으며 아마 일본 사람처럼 차를 많이 마시는 민족도 없을 것이다.

우리나라는 조선시대의 불교 쇠퇴와 함께 차 마시는 관습이 줄어들었다. 녹차는 우리나라에서도 재배되며 작설차니 춘설차니 하는 상품으로 판매되고 있다. 녹차를 따뜻한 온도에서 발효시켜서 만든 것이 홍차이다. 녹차의 주성분도 커피와 마찬가지로 카페인이지만 약하기 때문에 커피처럼 위를 훑거나 수면에 지장을 주는 일은 없다.

이뇨, 강심작용과 아울러 신경에 활력을 주기 때문에 피로할 때 한잔의 차는 몸에 아주 좋다. 더욱이 비타민 C가 많이 들어 있어 겨울철에 감기에 대한 저항력을 증대시켜 준다. 차 마시기를 활성화시켜 우리 조상들의 생활의 멋을 살리는 동시에 건강과 경제 문제에도 도움이 되도록 하면 일석삼조라고 할 수 있겠다.

:: **구기차**

옛날부터 장생불로약 또는 강장, 강정제로 유명한 차이다. 구기자나무의 빨간 열매를 구기자라고 하고 잎사귀, 뿌리껍질 모두 차로 달여마실 수 있다. 이런 것들을 같이 섞거나 또는 보리 볶은 것, 현미 볶은 것, 보리·현미 볶은 것 등을 넣어 만든 상품도 있다. 베타인, 비타민, 루틴 등의 성분이 들어 있어 고혈압을 비롯한 성인병에 예방 및 치료 효과가 있으니 이 얼마나 좋은가. 아무리 마셔도 부작용이 없다.

:: **결명차**

결명자라고 하는 씨앗을 달여마시는데 차 빛깔이 홍차처럼 불그스레해 보기 좋다. 위장을 튼튼하게 하고 이뇨, 완하작용도 있어 대소변을 잘 나오게 한다. 중년 이후의 건강법으로는 영양분을 체내에 섭취하는 보(補)도 필요하지만 그보다도 더 필요한 것은 체내의 노폐물을 체외로 배설하는 사(瀉)이다. 이런 뜻에서 항상 차를 마시는 것이 몸에 좋다고 되어 있다. 인도에서는 결명차를 커피 대용으로 사용한다.

:: 율무차

율무쌀을 끓여서 마시는데 숭늉 비슷하며 피부를 부드럽고 아름답게 하며 이뇨작용과 당뇨병, 암 등을 예방 또는 치료하는 작용이 있다고 한다.

:: 오미자차

약재상에서 오미자를 구해 달여서 차를 만드는데 적당히 설탕을 넣어 마시면 향기와 맛이 그만이다앞서 말한 차들은 설탕을 넣을 필요가 없다. 강장, 강정작용이 있으며 피로회복제로도 그만이다. 분량은 맛에 따라 적당히 하면 되고 1일 3~10g가 적당하다. 오늘날에는 간장 기능을 튼튼하게 하여 만성 간염에 좋다고 한다.

비타민 C가 많이 함유된 감잎차

물을 넣고 끓이면 비타민 C가 파괴되므로 끓는 물에 넣어 우려내는 것이 좋다.

감은 특이한 맛을 지닌 과일인 동시에 몸에 좋은 성분을 많이 지니고 있다.

그리고 감의 잎으로 차를 달여마시면 비타민 C가 그렇게 풍부할 수가 없고, 위궤양이나 혈소판 감소증에 따른 피하출혈로 멍들기 쉬운 사람에게 약이 된다는 것을 아는 사람은 적을 것이다.

또 딸꾹질이 나서 좀처럼 멎지 않으면 그것도 민망할 때가 있는데, 연시나 곶감을 먹을 때 꼭지를 따서 모아 두었다가 딸국질이 심할 때 열개 정도를 물에 달여마시면 신기하게 멎는다.

감꼭지는 한방에서도 어엿한 약재로 올라 있다. 감 잎사귀에는 100g당 비타민 C가 300~800mg이나 들어 있어 웬만한 딸기나 귤이 무색할 정도이다.

어린 잎을 따서 샐러드에 넣어 먹을 수도 있지만, 역시 잎을 말려 두었다가 달여서 마시는 것이 좋다. 말린 감잎차 100g당 비타민 C가 1,000~2,000mg이나 들어 있다니 굉장하지 않은가.

감 고장에 있는 사람들은 낙엽되기 전에 되도록 빨리 잎을 따서 차를 만들면 좋을 것이다. 감잎을 깨끗이 씻어 가운데 줄기를 떼낸 후 너비 3cm 정도로 썬 것을 찜통에 넣고 강한 불에 1분 간 찐다.

불을 끄고 뚜껑을 열어 부채로 김을 식히기를 30초 동안 한 다음에 다시 1분 동안 찐다.

이렇게 한 감잎을 응달에서 말려 바삭바삭하게 만들어두면 된다. 감잎 속에 들어 있는 비타민 C는 프로비타민의 형태로 들어 있는데 비교적 안정적이며 몸 속에 들어가서 비타민 C로 된다.

그러나 차를 만들 때에 잎을 찌는 시간이 너무 길면 비타민 C의 손실이 많아지므로 조심해야 한다.

감잎에는 카페인이 들어 있지 않기 때문에 아무리 마셔도 밤잠을 못 자게 하는 일이 없어 좋다. 하루에 5g 정도의 감잎차에 물 1.8l를 부어서 차를 만들어 수시로 마시면 된다.

물에 넣고 끓이면 비타민 C가 파괴되므로 끓는 물에 넣어서 우려내는 것이 좋다.

Point
건강을 위한 명언 47

깨끗한 마음과 생각, 이러한 보배진리, 眞理를 얻으려면 가죽 주머니육신, 肉身를 버려야 한다.
- 지눌

술 잘 마시는 비결

술 마실 때 담배를 피지 말고, 섞어 마실 때의 순서를 염두에 두며,
간이나 위장의 처리 속도에 맞추어 마셔라.

술을 건강식에 넣어 해설하는 것에 대해 의아하게 생각하는 사람도 있을 것이다. 그러나 술은 곡식이나 과일을 원료로 해 만든 것이므로 넓은 의미의 발효식품이라 할 수 있고, 좋거나 나쁘거나 우리의 생활과 밀접한 관계가 있기 때문에 한번은 짚어보고 넘어갈 필요가 있다.

인간관계를 원활하게 하는 역할도 하기 때문에 직무상 술을 마셔야 할 기회가 많은 사람들도 있다. 술은 잘 마시면 백약지장이 될 수 있지만 잘못 마시면 백독지장이 될 수 있다.

경영 관리에 있어 술을 어떻게 다루어야 하는가 하는 문제도 중요한 경영기술의 하나라고 할 수 있겠다. 술에 대한 상식적인 이야기는 지면 관계로 모두 생략하고 오늘날 과학적으로 근거가 있는 음주법을 두세 가지 해설하고자 한다.

첫째, 술을 마실 때에는 담배를 피우지 말아야 한다. 담배의 니코틴이 술에 녹아 위와 장에서 흡수되면 알코올이 간장에서 해독되기 어려워진다.

술 마신 이튿날의 위장장애, 두통 등의 숙취현상은 단지 술 때문에 생기는 것은 아니고 술을 마실 때 담배를 피웠기 때문이라는 것이 연구결과로 나와 있다.

누구나 한번 실험해보면 알 수 있을 것이다. 같은 분량의 술을 마시되 담배를 피우면서술 마실 때는 담배를 더 태우게 된다 술을 마셨을 때와 일부러 담배를 피우지 않으면서 술을 마셨을 때를 비교해보라. 현저한 차이가 있음을 알 수 있을 것이다.

필자가 자기 몸을 대상으로 실험한 결과 틀림없음을 알게 되어 15년 전에 담배를 하루아침에 뚝 끊었다. 술 마실 때만이라도 담배를 피우지 말라고 권하고 싶다.

둘째, 술을 섞어 마실 때의 순서가 문제된다. 우리 속설에 술은 이것저것 섞어 마시면 안 된다고 한다.

하지만 술을 섞어 마시는 것이 나쁜 것이 아니라 술 마시는 순서를 모르기 때문에 몸이 상하는 것이다. 서양 사람들은 술 마시는 법이 과학적으로 생활화되어 있어 그 순서를 알고 있다.

서양문헌에 이런 술 마시는 법칙이 있다. 위스키 마신 후에 맥주를 마시면 언제나 위험하고, 맥주 마신 후의 위스키는 괜찮다는 것이다.

양식으로 만찬파티를 하는 경우를 생각해보자. 테이블에 앉기 전에 맥주를 들면서 이야기를 나누다가 자리에 앉으면 포도주가 나오면서 식사를 한다. 식사 도중에 위스키를 마실 수도 있다. 다 끝나면 코냑을 잔에 들고 향기를 맡으면서 조금씩 마시며 담소를 즐기다가 헤어지면 별반 취하지도 않았는데 기분이 좋아지고 적당한 알코올 때문에 소화도 잘 되게 마련이다.

그런데 우리 습성은 먼저 위스키 같은 독한 술로 시작하고 다 끝난 후에 입가심한다고 맥주를 마시는 코스로 되어 있어 아주 위험하다.

몸을 가눌 수 없을 정도로 만취가 될 뿐만 아니라 그 이튿날까지 지장이 있다. 만약 적은 돈으로 초청객이 취해 넘어지도록 하려면 먼저 위스키를 대접하고 뒤에 맥주로 입가심을 시키도록 하라.

셋째, 간이나 위장에서 처리 또는 배설하는 속도에 맞추어 술을 마셔라. 간이나 신장기능 범위 내에서 술을 마시면 밤새도록 마셔도 지장이 없다.

처음 1시간 동안에 마시는 술의 양cc은 체중kg×1,000÷12×술의 알코올농도%여야 한다.

가령 체중 65kg인 사람이 맥주로 기분좋게 취하려면 처음 한 시간 동안에 65×1,000÷12×4=1,354cc의 맥주를 마시면 된다. 맥주 큰 병으로 2병 정도이다. 한 병에 3잔정도 나오므로 컵으로 6잔을 1시간 동안에 마신다. 즉 컵 하나를 10분씩 걸려 비우면 된다.

한 시간 후부터는 위 분량의 1/3을 마시면 기분 좋은 상태를 그대로 유지할 수 있다. 즉 컵 2잔을 1시간 걸려 마시면 밤 12시까지 마셔도 몸에 지장이 없다. 수지의 균형을 맞춘다는 것은 금융의 관리에서 뿐만 아니라 술 마시는 데도 그대로 적용된다.

맥주 1병이 청주 1홉, 위스키 2잔에 해당된다는 것도 알아둘 필요가 있다.

신경통에 효과적인 머루술

머루 500~600g과 설탕 400~500g을 소주 1.8ℓ 에 담가
두 달 정도 지나면 괜찮은 신경통 약이 된다.

길가 행상에서 파는 포도송이도 탐스럽지만 시골 아낙네들이 광주리에 머루를 담아놓고 파는 풍경도 가을을 느끼게 한다.

"태고를 지닌 밀림 안에는 아가위 돌배나무/ 머루 칡덩굴 마구 우거져/ 노루 멧돼지 비벼대며 지나고…"라고 읊은 시라든가 '머루랑 다래랑 먹고……' 자연과 더불어 사는 사람들의 생활이 부럽기만 하다.

요즘 건강에 관심을 갖는 사람들이 자연식품이니 건강식품이니 하여 굉장한 식품이 있는 것으로 기대하고 있지만, 자기 나라에서 제철에 난 과일이나 채소가 바로 자연식이요, 건강식인 것이다.

머루는 일종의 야생 포도이며 산포도라고도 한다.

옛날부터 자양강장제, 보혈, 이뇨 외에 남성의 정력제로도 쓰여왔다. 우리나라 인삼을 보더라도 재배한 것보다 야생인 산삼이 비교가 안 될 정도로 비싸고 꿀도 토종꿀이라면 사람들이 소중하게 생각하는데는 이치가 있다.

야생인 머루도 이를테면 포도의 산삼이라고 할 수 있지 않을까. 머루

의 성분도 포도와 같이 당분, 주석산을 비롯한 여러 가지 성분이 들어 있으나, 머루가 포도보다 신맛이 강한 것을 보더라도 재배종보다 진국인 것을 알 수 있다.

머루는 그냥 먹을 수도 있지만 머루술을 만들면 일품이다.

머루 500~600g과 설탕 400~500g을 소주 1.8ℓ에 담가 두달 정도 두면 좋은 술이 되는데 설탕과 소주의 비율은 각자 취향에 따라 가감하면 된다. 머루를 빻아서 찹쌀밥과 항아리에 넣고 누룩을 발효시켜서 양조주를 만드는 방법도 전해 내려오고 있다.

머루술은 신경통에 효과가 있으며, 머루덩굴을 썰어서 욕조에 넣어 목욕을 하면 노인들의 좌골신경통이 낫는다는 민간요법도 있다.

이젠 과일이나 채소를 계절에 관계없이 먹을 수 있는데 무턱대고 기뻐만 할 수 없는 것이 그와 같이 제철의 것 아닌 것을 먹는 것이 우리의 건강에도 영향을 주기 때문이다.

머루, 다래, 옥수수, 군밤… 거리에는 자연이 우리에게 베풀어준 자연식품을 손쉽게 접할 수 있다.

Point
건강을 위한 명언 48

강인한 육체는 무용담을 만들고, 뛰어난 영혼은 예술을 낳는다.

— 그라시안

식욕을 촉진하는 포도주

다른 술들이 곡식을 원료로 하는 산성 식품인데 반해 포도주는
과일즙으로 만든 알칼리성 식품이다.

식보에서 뺄 수 없는 것이 술이다. 술이 무슨 음식이냐고 펄쩍 뛰는 사람도 있겠지만, 술의 소비량이 엄청나다는 사실을 생각해볼 필요가 있다. 예부터 술은 적당히 잘 마시면 약 중에서 가장 좋은 약 百藥之長이 되지만 지나치게 마시면 독약 중에서도 가장 무서운 독약 百毒之長이라고 했다.

술을 적당히 마시면 식욕과 소화력을 증진시키며 혈액순환을 좋게 하여 서양 사람들의 식사 때에는 으레 포도주가 나온다.

술이 스트레스를 해소시켜 주며, 혈액 속의 콜레스테롤을 HDL 형태로 만들어서 동맥경화증을 예방 또는 치료하는 작용이 있다는 사실도 알려져 있다. 술 가운데서 약도 되고 음식도 되는 것이 포도주이다.

다른 술들은 모두 곡식을 원료로 하기 때문에 산성 식품인데, 포도주만은 과일즙을 원료로 하여 만든 것이기 때문에 알칼리성 식품이다. 다른 술은 식사와 같이 마시면 술맛도 없어지고 밥맛도 없어지기 때문에 주객들은 술을 마실 때에는 식사를 같이 하지 않는다.

그러나 포도주를 마시면서 식사를 하면 음식의 맛이 더욱 좋아지며 식욕이 발동해 식사를 많이 할 수 있게 된다.

그런 작용은 포도주에 들어 있는 산酸과 탄닌이라는 성분 때문이다.

산미酸味가 혀의 미각세포를 깨끗하게 해 맛에 예민하게 되고 위액 분비를 자극하며, 탄닌은 혓바닥의 점액 단백질 계통의 음식찌꺼기 등을 응고시켜서 미각을 뚜렷하게 한다.

불고기를 먹을 때 청주나 맥주를 마시면서 먹는 것보다 포도주를 마시면서 먹으면 양을 5할 정도 더 먹게 된다는 실험이 있었다.

포도주를 마시면 피로회복이 된다고 하는 것은 알칼리성 식품이 스트레스와 긴장을 풀어주기 때문인데 성경에서도 "사람의 마음을 기쁘게 하는 포도주."라고 씌어 있다.

정력에 자신없는 사람들은 이 술을

만들기도 쉬운 마늘술, 컴프리술, 음양곽술

오래 전에 오인문이라는 작가는 건강에 대한 정의를 이렇게 내렸다. "건강, 그것은 자기 정신력으로 자기 육체를 불편 없이 지배할 수 있는 상태를 말한다. 반대로 항상 육체의 조건에 정신력이 지배된 채로 살아가는 사람은 가장 건강하지 못한 병자들이다."

현대인은 옛날에 비하면 놀라울 정도로 육체가 건강해졌는데도 건강에 대해서 열등의식을 지닌 사람이 많다.

특히 정력에 자심감이 없는 사람들을 위해 정력주 몇 개를 소개하고자 한다.

정력을 아껴서 비축해두는 사람은 건강하고, 낭비 또는 과용하는 사람은 약해지는 것이 당연하지 않겠는가. 마늘술, 컴프리술, 음양곽술 3가지를 만들어 같은 분량씩 섞어 매일 잠자리에 들기 전에 1잔 정도 마시면 좋다.

정력에 도움되는 술

:: 마늘술

소주 1.8ℓ 에 마늘 5통과 설탕 300g 정도 넣은 뒤 병마개를 막고 약 1개월 저장해두면 마실 수 있다. 마늘술을 매일 소주 1잔 정도 마시면 신경의 피로가 풀리고 위장도 튼튼해진다.

:: 컴프리술

우리나라에서도 한동안 꽤 많이 유행했는데 요즘은 뜸해진 것 같다. 컴프리 녹즙을 지나치게 많이 마시면 위결석이 생긴다는 설도 있고, 동물실험 결과 간에 해로운 성분이 있다는 설도 있으나 지나치게 그것만 고집하여 먹으니까 그런 폐단이 생기는 것이다.

컴프리잎 말린 것을 병에 담고 잎 분량의 약 2.5배의 소주를 부어 넣는다. 설탕은 잎의 1/3 정도면 된다. 역시 1개월 지나면 마시기 좋다.

매일 1잔 정도씩 마시면 강정, 강장, 건위 작용이 있으며 신경통, 동맥경화증 등에도 좋다.

:: 음양곽술

예부터 정력제라고 알려져 왔으며 특히 음양곽술은 선령비주라고 하여 강장, 강정제로 유명하다.

음양곽을 약재상에서 구입해 잎줄기 등을 200g 정도 잘게 썰어 설탕 200g, 소주 1.8ℓ 와 같이 병에 담근다.

이와같이 만든 3종류의 약용주를 걸러서 각각 같은 분량씩을 다른 병에 넣에 칵테일을 만들어 매일 1잔씩 마셔도 좋다.

보약이 되는 구기자
손쉽고 부작용 없어 누구나 복용할 수 있는 보약

　무더운 여름을 넘기고 천고마비의 계절 가을이 되면서 좋은 보약이 없을까 하는 사람들을 위해서 소개하고 싶은 것이 바로 구기자이다.

　우리나라에서도 한동안 구기자붐이 일어나는 듯하더니, 요즘은 뱀이다 지렁이다 하는 바람에 뒷전으로 물러난 감이 있으나 구기자는 수천년 전부터 내려오는 꾸준한 보건약이다.

　옛날 본초학 책을 보면 구기자는 "허약한 것을 통하고 정기를 도우며 풍風을 없애고 양도陽道를 왕성하게 하며 요각腰脚을 튼튼하게 한다……"라고 했으며, 심지어는 "집을 떠나 천리 밖에 있을 때 구기자를 먹어서는 안 된다. 정력이 강하게 되어 주체하기 힘들기 때문이다."라는 말까지 있다.

　구기자는 잎, 열매, 뿌리껍질 모두 약으로 사용한다.

　조그만 고추처럼 생긴 빨간 열매를 보통 구기자라고 하고 뿌리껍질은 지골피라고 한다. 세 가지 어느 것이나 차처럼 달여마시면 되고 복용량에 대해서는 크게 신경을 안 써도 좋을 정도로 부작용이 없어 좋다.

구기자는 강장, 강정작용과 아울러 간장강화 작용과 동맥경화증을 예방하는 효과가 있으며, 현대약학에서도 많이 연구되고 있다.

구기자가 좋다는 곳은 수없이 많아 고혈압, 저혈압, 동맥경화, 심장병, 빈혈, 당뇨병, 간장병, 결핵, 위장병, 위궤양, 변비, 황달, 신경통, 류머티즘, 관절염, 안질, 천식, 대머리, 비만증, 피부병, 무좀, 기미, 여드름, 습진… 등이다.

이런 만병통치약이 어디 있느냐, 엉터리 아니냐 할지도 모르나 사실 신체의 기능을 도와주면 자연히 말단지엽적인 모든 증상이 사라지도록 되어 있다.

구기주를 담가 매일 한두 잔 정도 마시는 것도 묘미가 있다. 구기자 300g에 설탕 적당량과 소주 1.8*l* 넣어 1, 2개월 지나면 마시기 좋다. 성분중의 루틴이라는 것은 혈관의 탄력을 좋게 해주며 칼륨이 많이 들어 있어 나트륨 과다섭취로 인한 고혈압을 막을 수 있을 것으로 짐작이 간다.

구기자는 아무데서나 잘 자라는 다년생 관목이기 때문에 집집마다 심어서 활용하면 좋겠다. 새로 돋아나는 잎은 나물처럼 무쳐 먹어도 좋다. 손쉽고 부작용 없고 꾸준히 누구나 복용할 수 있는 약을 추천하라면 나는 서슴치 않고 구기자를 들겠다.

저혈압에 탁월한 효과를 보이는 두림주
증기로 찐 검은콩 1되에 소주 2되를 넣어 만든 약주가 두림주이다.

　　우리의 식탁에서 간장, 된장, 콩나물, 두부를 뺀다는 것은 상상도 할 수 없는 일이다. 그만큼 콩은 우리 음식에서 중요한 자리를 차지하고 있다. 콩을 일컬어 '밭에서 나는 고기'라고 하는 것은 그만큼 콩의 영양가가 높다는 뜻이다.

　　요즘 지나친 육식이 성인병의 원인이 된다고 하지만 콩은 오히려 성인병을 예방 또는 치료하는 효과가 있다. 그래서 콩을 육류의 익益만 있고 해害가 없는 식품이라 하고 있다.

　　콩은 예부터 중요한 단백질 식품으로 큰 역할을 해왔고 콩에 들어 있는 지방분약 17~19%은 동맥경화증의 예방과 치료에 효과가 크다.

　　콩기름이 주로 불포화지방산인 리놀산, 리놀레인산 등으로 되어 있어 혈액 속의 콜레스테롤 양을 조절하고, 혈관을 깨끗하게 청소하는 작용을 하는 것이다. 흰쌀밥이 지니고 있는 영양학적 결함을 콩이 보충할 수 있기 때문에 쌀밥에는 콩으로 된 부식이 적당하다. 쌀에 없는 비타민 B_1, B_2 등도 콩에는 많이 들어 있다.

콩은 역사 이전의 원시농경시대부터 벌써 우리나라에서 재배된 것이며, 중요한 곡식 다섯 가지를 오곡이라고 할 때 쌀, 수수, 보리, 조와 아울러 콩을 손꼽는다.

콩을 원료로 하는 음식 중에서 메주, 된장, 간장도 신기하지만 두부와 콩나물은 생각할수록 놀라운 발명이라고 아니할 수 없다. 두부는 약 2천 년 전에 한나라의 회남왕이 발명한 것으로 되어 있으며 우리나라 문헌에는 고려말부터 나타나고 있으니 오랜 역사를 지녀왔음을 알 수 있다.

콩나물국을 도레미탕이라고 하여 가장 변변치 못한 것으로 치지만 비타민 C와 아미노산이 풍부하게 들어 있어 보간, 양위, 해독작용을 한다고 한다. 콩에는 비타민 C가 거의 없는데 콩나물이 되는 과정에서 비타민 C가 대량으로 생긴다. 콩을 물에 담가 싹과 뿌리가 돋아난 것을 말린 것을 대두황권大豆黃卷이라고 하여 중요한 약재가 된다는 사실을 아는 사람은 적을 것이다.

술 취한 이튿날 콩나물국 또는 검은콩 10~20g을 주전자에 넣고 달여서 마시면 술이 깨고 주독이 해소되어서 좋다.

> ••• **검은콩**을 증기로 찐 것 1되, 소주 2되를 넣어 한두 달 두었다가 매일 1,2잔씩 마시면 저혈압으로 허약한 체질에 좋으며 이 약주를 두림주豆淋酒라고 한다.

신경통에 좋은 모과술

씨째로 담그면 씨 속의 아미그달린이라는 성분이 나오는데
이것이 암을 예방하는 작용을 한다.

가을이면 길가 손수레에다 모과를 놓고 파는 모습이 눈에 띈다. 황금빛으로 탐스럽게 생기고 약간 울퉁불퉁한 모습이 더욱 친근감이 간다. 냄새를 맡아보면 무어라고 표현하기 힘든 향기가 코에 스며든다.

모과로 차를 달여서 마시든지 술에 담가 모과술을 만들어 마시면 풍미가 어떤 양주보다도 더 멋이 있다.

모과를 한자로 목과木瓜라고 쓰지만, 사실 우리가 모과라고 부르는 것은 목과木瓜가 아니고 명자에 해당된다.

그러나 목과와 명자를 혼동한다고 해도 두 가지 모두 배나무과에 속하며 성질이나 약효도 서로 비슷하기 때문에 큰 문제는 없다.

모과는 한방에서 토사곽란, 각기, 전근 등에 쓰이며 기침, 신경통 등에도 효과가 있다고 하지만, 요즘처럼 좋은 약이 많은 세상에 구태여 모과를 구해 약으로 쓸 필요는 없을지 모르나 차나 술로 만들어 마시면 우선 풍미가 좋으니 운치가 있고 그러면서도 여러 가지 몸에 이로운 점이 많으니 얼마나 좋은가.

차는 모과를 썰어서 말렸다가 적당량을 달여서 마시면 되고 술은 모과를 썰어서 씨도 같이 소주에 담근다.

소주 1.8l 에 모과 중간쯤 되는 것 2,3개와 설탕 300~400g을 넣으면 된다. 약 2개월 되면 마실 수 있으나 완전히 숙성되려면 반년 이상 저장해두는 것이 좋다.

술의 빛깔도 좋고 향기와 신맛과 약간 떫은맛이 조화되어 운치 있는 술이 된다.

비단 모과술뿐만 아니라 계절 따라 여러 가지 과일이나 약초 등으로 가정에서 술을 담그면 건강에도 좋을 뿐만 아니라 밖에서 술을 지나치게 마시는 남편을 적게 마시게 하는데도 효과가 있다.

모과주를 씨째로 담그면 씨 속의 아미그달린이라는 성분이 술 속에 녹아 나오는데 이 성분이 암을 예방하는 작용을 한다.

성분이 결핍되면 암이 된다고 하여 비타민 B_{17}이라고 부르자는 주장도 있을 정도이다.

고혈압과 뇌졸중에 좋은 유자술

풍채좋고 의젓한 신사치고 고혈압과 뇌졸중을 겁내지 않는 사람이 없는데 유자 속의 비타민 P가 그 근심을 덜어준다.

탱자, 유자, 모과를 집어들고 향기를 맡아보면 말할 수 없이 싱그러운 가을 냄새가 난다. 유자는 울퉁불퉁한 모양이 보통 밀감보다도 탐스럽고 모과도 황금빛 색깔과 모양과 짙은 향기가, 딴 과일에서 볼 수 없는 특징을 지니고 있다.

이와 같은 유자와 모과를 먹으려고 하면 너무나 시고 떫어 먹고싶은 생각이 없어진다. 그래서 옛 속담에 "과물전 망신은 모과가 시킨다."라는 말까지 생겨난 것이다.

그러므로 유자나 모과를 호기심으로 사더라도 서재의 책상 위나 자동차 앞뒤에 올려놓고 색깔과 향기를 즐기는 정도로 이용하고 있지, 그것들이 좋은 약이나 운치 있는 차 또는 술이 된다는 것을 모르는 사람이 많다. 유자의 성분은 우선 피로를 풀어주는 구연산이 듬뿍 들어 있어 과음한 후의 주독을 푸는데 좋고, 비타민 C와 비타민 P가 들어 있는 것이 특징이다.

웬만큼 건강에 관심이 있는 사람도 비타민 P라는 말은 처음 들을 것이다. 비타민 P는 혈관의 저항력을 증대시켜 주는 약리작용을 지니고 있는데 화학명으로 헤스페리딘이라고 한다.

귤의 약간 쌉쌀한 맛이 바로 그것인데 유자의 속살과 껍질에 많이 들어 있다. 모세혈관의 저항력을 강하게 해주어 혈관의 파열에 의한 뇌출혈 또는 피하출혈 등을 방지하는 작용이 있다.

오늘날 건장하고 의젓한 신사치고 고혈압과 뇌졸중을 겁내지 않는 사람이 없는데 비타민 P가 그와 같은 근심을 덜어준다.

유자를 통째로 납작하게 썰어서 설탕이나 꿀에 재어 두었다가 2,3조각을 꺼내 찻잔에 담고 뜨거운 물을 부으면 즉석에서 유자차가 된다.

설탕이나 꿀에 유자의 성분을 녹여서 즙으로 만든 것을 유자청이라고 하는데, 이것 2,3스푼을 뜨거운 물에 녹여서 마시면 된다.

유자차에 설탕을 넣어도 된다. 시고 향기롭고 청신한 맛이 무어라 비교할 수 없다. 유자껍질을 말려 두었다가 물에 달여서 마시면 주독, 신경통, 소화불량 등에 약이 된다.

생선을 먹고 식중독에 걸려 복통이 생기고 두드러기 등이 생길 때 유자껍질 달인 물이 좋다.

유자는 한방에서도 '기를 내려준다'고 되어 있는데, 혈압을 내려주어 상기된 것을 가라앉혀 준다는 뜻으로 보아도 좋을 것 같다.

내 몸을 치유하는 식생활 건강법

초판 1쇄 발행 2010년 8월 15일
초판 5쇄 발행 2018년 4월 20일

■

지은이   홍문화

■

발행인   박경준
펴낸곳   글로북스
디자인   김 영 숙
마케팅   최 용 현

■

출판등록 2001년 7월 2일
등록번호 제15-522호
주   소   서울시 마포구 서교동 444-15

※ 잘못된 책은 바꿔 드립니다.